HABLANDO CON EL PSIQUIATRA

AUTISMO

Edición: Randy Saborit Mora
Corrección: Anette Jiménez Marata
Diseño de cubierta: Otane González Martínez
Diseño interior y maquetación: Danayris Caballero García

La Fe Medical Clinic: servicios médicos y publicación de libros educativos y de autoayuda en temas de salud mental y medicina general, con un enfoque humano y accesible. Para más información sobre cómo obtener ejemplares o acceder a otros recursos sobre salud emocional o servicios médicos, visite nuestras páginas web:

La Fe Medical Clinic
3030 East 4th Street
Los Ángeles, CA 90063
www.lafeclinic.com
www.telegalenos.com
www.miamigodoctor.com

El libro *Hablando con el psiquiatra: Autismo* forma parte de la colección *Telegalenos a gabacha quitá*, creada para ofrecer una orientación clara, compasiva y con base científica a quienes enfrentan desafíos de salud mental o emocional. Con un lenguaje cálido, respetuoso y accesible, el Dr. Alexis Gómez González, psiquiatra clínico, acompaña al lector con empatía, experiencia y conocimiento.

Hablando con el psiquiatra: Autismo
Escrito por el Dr. Alexis Gómez González
ISBN: 978-1-968561-15-4

HABLANDO CON EL PSIQUIATRA

AUTISMO

ALEXIS GÓMEZ GONZÁLEZ

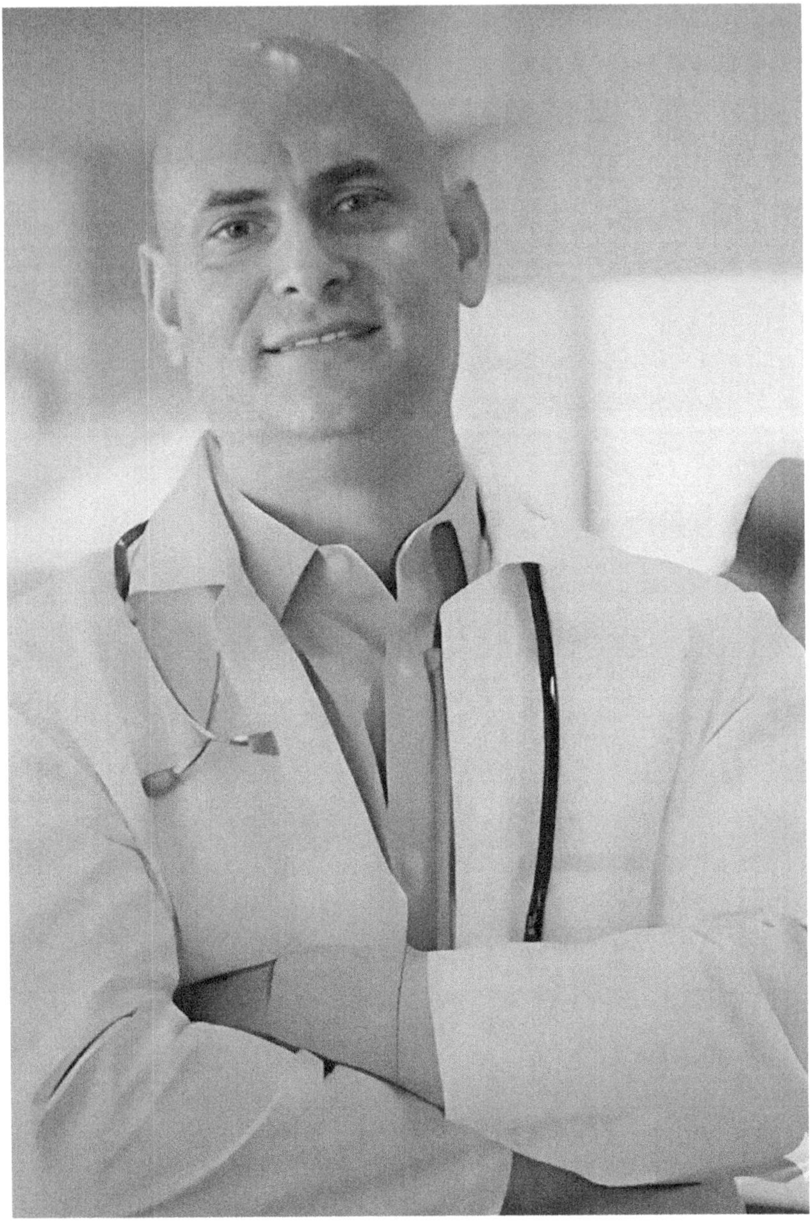

Presentación del autor

Mi nombre es Alexis Gómez González. Soy un médico graduado de la Escuela de Ciencias Médicas de La Habana y de la Universidad de Long Beach, California, con especialidad y maestría en medicina familiar y psiquiatría. En mis más de 26 años de experiencia clínica, comunitaria y docente he trabajado en áreas de la medicina familiar y la psiquiatría en comunidades de Cuba, México y Estados Unidos enfocado en humanizar la medicina y acercarla a quienes más lo necesitan.

He dedicado mi carrera a la atención integral de los trastornos mentales, con especial énfasis en ansiedad, depresión, insomnio, adicciones y trastornos del neurodesarrollo. Formado en medicina y psiquiatría, he combinado el conocimiento clínico con la pasión por la docencia y la divulgación accesible. He creado materiales gráficos innovadores, he ayudado a pacientes, familias y profesionales de la salud a comprender de manera clara y empática la complejidad de la mente humana y he trabajado en la creación de un enfoque que integra la ciencia, la compasión y el lenguaje visual como herramientas terapéuticas y educativas.

Actualmente dirijo una clínica en Los Ángeles y otra en la Ciudad de México, enfocadas en el tratamiento humanista y efectivo de problemas psiquiátricos, especialmente en poblaciones vulnerables. También participo en proyectos de formación médica, creación de libros ilustrados y atención comunitaria.

Agradecimientos

Este libro no habría sido posible sin el apoyo y la contribución de muchas personas. Agradecemos profundamente a los profesionales de la salud mental, investigadores y expertos que han compartido sus conocimientos y experiencias para enriquecer el contenido de este texto.

Un agradecimiento especial a los pacientes y sus familiares, quienes han permitido que sus historias sean parte de este trabajo, lo que ha permitido brindar una perspectiva invaluable sobre la experiencia del autismo.

A nuestro editor y colaboradores, cuyo esfuerzo y dedicación han hecho posible la publicación de este libro. Su apoyo ha sido fundamental en cada etapa del proceso.

Finalmente, agradecemos a todos los lectores que buscan comprender y superar el autismo. Su compromiso con el aprendizaje y el crecimiento es inspirador y esencial para avanzar en la gestión de la salud mental.

Índice

PARTE XI. DIAGNÓSTICO AVANZADO Y NEUROQUÍMICA DEL AUTISMO

PARTE XII. EL CEREBRO AUTISTA COMO CEREBRO DEL FUTURO

PARTE XIII. ¿DÓNDE BUSCAR AYUDA?

Prólogo

Cuando el cerebro inventa su propio lenguaje

Hay cerebros que no te miran a los ojos y, sin embargo, lo observan todo. Cerebros que quizá no hablen, pero escuchan las sutilezas del silencio. Cerebros que se niegan a seguir el ritmo del mundo, porque ya han creado el suyo.

El autismo es una sinfonía distinta de la mente humana. No es carencia, sino forma. No es ausencia, sino abundancia de conexión. No es indiferencia, sino una sensibilidad tan honda que a veces duele.

A lo largo de mi carrera he conocido a niños, adolescentes y adultos que padecen el espectro autista. He visto a padres llorar al escuchar la primera palabra de su hijo. He visto a jóvenes con autismo construir mundos digitales, componer música matemáticamente perfecta o encontrar belleza en patrones que el resto pasamos por alto.

He presenciado cómo lo que la ciencia llamó "déficit social" se revela como otra forma de conexión: más silenciosa, más profunda y profundamente sincera. El cerebro autista no está roto: está organizado de otra manera.

Sus redes neuronales no fallan; funcionan en frecuencias alternativas, formando rutas singulares entre la corteza prefrontal, la amígdala, el hipocampo y el cerebelo. La neuroquímica se ajusta: más glutamato, menos GABA; una dopamina que fluye más rápido o más lento; una oxitocina que afina los lazos sociales de formas únicas. Pero más allá de genes y neurotransmisores, el autismo revela algo mayor: la diversidad del alma humana.

En esta obra exploraremos no solo la biología del autismo, sino también su poesía interior. Hablaremos de neuronas espejo y plasticidad cerebral, pero también de Van Gogh, Temple Grandin, Anthony Hopkins y Greta Thunberg. Analizaremos ADN y sinapsis, pero también gestos, miedos, rituales y las formas en que el amor se expresa sin palabras. Porque la psiquiatría del siglo XXI debe ir más allá del diagnóstico: debe aprender el lenguaje del otro.

En las páginas de este texto se incluye una explicación clara y profunda de los siguientes temas:

- El espectro autista: sus causas, manifestaciones y diversidad.
- Los fundamentos neuroquímicos y neuroanatómicos del autismo: dopamina, serotonina, oxitocina, GABA, glutamato y más.
- Marcos diagnósticos actualizados (DSM-5-TR, CIE-11, ADOS-2, ADI-R) y herramientas modernas como el ASD-DNP-21, un enfoque pionero de perfiles neuroquímicos dominantes.
- Estrategias terapéuticas basadas en evidencia: psicoterapia, intervención temprana, ABA, integración sensorial, farmacología y abordajes familiares.
- La dimensión emocional y simbólica del autismo: su reflejo en el arte, el cine, la literatura y la historia.
- La experiencia interna del autismo: ¿cómo piensan, sienten y aman las mentes neurodivergentes?
- Guía para padres, docentes y profesionales: ¿cómo acompañar sin invadir, enseñar sin imponer y amar sin intentar corregir?
- Las 100 preguntas más frecuentes sobre autismo, respondidas con precisión científica y calidez humana.

Este es un diálogo entre ciencia y ternura, un puente entre sinapsis y alma, una invitación a comprender que la mente humana no es uniforme, sino infinita. Porque escuchar el mundo interior de una persona con autismo no solo transforma nuestra visión de la mente: transforma nuestra comprensión de la humanidad misma.

Este libro no nació solo de los laboratorios, sino del espacio silencioso del consultorio, donde una vez un padre me dijo: "Doctor, mi hijo no me mira, pero cuando yo sonrío, él sonríe". Esa es la esencia del autismo: una conexión invisible y real. Una lógica distinta, nunca inferior.

Este texto es una invitación a dejar de medir las mentes con la vara de la "normalidad" y comenzar a escuchar la sinfonía de la diversidad. Bienvenido a este viaje entre la ciencia y la conciencia, entre la dopamina y la ternura, entre los circuitos neurales y los misterios del alma.

Dr. Alexis Gómez González

Introducción

El autismo es una forma diferente de habitar el mundo. No un laberinto sin salida, sino una arquitectura única del pensamiento. Un espectro, sí; pero también una constelación de talentos, sensibilidades y ansiedades que ninguna definición puede abarcar.

Como psiquiatra —y como ser humano— he aprendido que cada persona con autismo es un universo entero. Algunas necesitan apoyo durante toda la vida; otras solo necesitan comprensión. Algunas hablan poco; otras hablan sin parar de aquello que aman. Todas comparten algo: la honestidad emocional de quien no sabe fingir.

Dentro del cerebro autista, los mapas neuronales se organizan de maneras singulares. La amígdala responde de forma distinta al contacto visual. El cerebelo participa no solo en el movimiento, sino en el lenguaje. La corteza prefrontal reorganiza sus redes para privilegiar la lógica sobre la intuición social.

Y los neurotransmisores —dopamina, serotonina, oxitocina, glutamato y GABA— componen una sinfonía bioquímica que da forma a la experiencia interior. Comprender esto no es fácil, pero es posible. Este libro te invita a hacerlo con paciencia, ciencia y amor.

Aquí aprenderás:

- ¿Qué sucede realmente en el cerebro autista, más allá de las etiquetas?

- ¿Cómo construir entornos educativos, familiares y emocionales verdaderamente inclusivos?
- ¿Qué tratamientos funcionan y cuáles son mitos o modas?
- ¿Cómo la cultura, el arte y la filosofía han retratado el autismo a lo largo de la historia?
- ¿Y cómo el modelo DNP-21 ayuda a identificar perfiles neuroquímicos dominantes dentro del espectro para personalizar el tratamiento y las estrategias terapéuticas?
- Pero más allá de datos y capítulos, este libro busca reconciliar la ciencia con la ternura.

Porque toda mente, incluso la más silenciosa, anhela ser comprendida. Y toda diferencia mirada con respeto, se vuelve fuente de sabiduría. Esta obra no ofrece curas mágicas ni soluciones universales. Ofrece acompañamiento, comprensión y conocimiento.

Está escrita para:

- Padres que buscan entender y aceptar.
- Educadores que desean enseñar sin imponer.
- Médicos y psicólogos que quieren ver más allá del diagnóstico.
- Adultos autistas que buscan el autorreconocimiento sin vergüenza.

Reúne la investigación más actual sobre genética, neurodesarrollo, neuroquímica, plasticidad sináptica y el papel del ambiente en la expresión del espectro. Explora, con claridad y precisión clínica, las diferencias entre cerebros neurotípicos y autistas.

Y propone estrategias terapéuticas fundamentadas tanto en la evidencia científica como en la inteligencia emocional —terapia conductual, farmacología racional, psicoeducación, *mindfulness*, regulación sensorial y el modelo de aikido médico para padres y profesionales. Porque comprender el autismo no significa normalizarlo: significa aprender a vivir con su lógica y su belleza.

PARTE I. ORÍGENES, HISTORIA Y EL NACIMIENTO DEL ESPECTRO

CAPÍTULO 1
¿Qué es el autismo?
De la diferencia a la comprensión

En el autismo, el cerebro no falla: se organiza de otra manera, creando una experiencia del mundo donde la intensidad sensorial, la lógica y la emoción siguen caminos propios.

1.1 Introducción

El autismo no es una enfermedad que deba curarse, sino una forma distinta de percibir, sentir y pensar el mundo. Es una manera particular de organizar la realidad, de procesar los estímulos, de construir el lenguaje y de experimentar el tiempo. El autismo no apaga la conciencia; la afina. No elimina la empatía; la traduce en otro idioma. No separa de la humanidad; nos recuerda su diversidad.

Comprender el autismo es una de las tareas más nobles y complejas de la psiquiatría moderna. Es mirar el cerebro humano y descubrir que hay infinitas formas de inteligencia, sensibilidad y amor. Es escuchar un lenguaje sin palabras, un pensamiento que no siempre fluye por la vía de lo verbal, pero que vibra con intensidad en los sentidos, la lógica o la emoción.

1.2 De los mitos a la neurociencia

Durante décadas, la historia del autismo fue la historia de la incomprensión. En la década de 1940, **Leo Kanner** y **Hans Asperger**, trabajando de manera independiente, describieron a niños con un patrón de conductas inusuales: dificultad para comunicarse, intereses restringidos, movimientos repetitivos y, a la vez, memoria extraordinaria, pensamiento lógico agudo y sensibilidad extrema al entorno. Kanner habló de "niños encerrados en sí mismos"; Asperger, de "pequeños profesores". Ambos estaban observando distintas manifestaciones de una misma condición.

Pero la sociedad y la medicina de entonces no estaban preparadas para entenderlos. En plena era del psicoanálisis, se culpó a los padres, especialmente a las madres, de la condición de sus hijos. Surgió la tristemente célebre teoría de las "madres nevera", que atribuía el autismo a la frialdad afectiva materna. Aquella idea —injusta, cruel, anticientífica— dejó heridas profundas en miles de familias.

Solo con el avance de la neurociencia comenzó la verdadera comprensión. El autismo dejó de verse como un trastorno emocional para entenderse como una **condición del neurodesarrollo**, es decir, una forma diferente de organización cerebral presente desde las etapas más tempranas de la vida.

Las herramientas de imagen cerebral —resonancia magnética funcional, tomografía por emisión de positrones y estudios de conectividad— permitieron observar lo invisible. Se descubrió que los cerebros autistas tienen una conectividad distinta: **hiperconectividad local** (las neuronas dentro de una misma región se comunican con mayor intensidad) y **hipoconectividad global** (menos coordinación entre regiones distantes).

Esto explica por qué muchas personas autistas se concentran profundamente en un detalle —una palabra, una textura, un patrón— y, al mismo tiempo, pueden sentirse desbordadas por la complejidad del contexto general.

En el plano neuroquímico, el equilibrio entre **GABA** (neurotransmisor inhibitorio) y **glutamato** (excitatorio) está alterado. Esto provoca que los estímulos se filtren de manera diferente, lo que genera hipersensibilidad o hiposensibilidad sensorial.

La **dopamina**, encargada de regular la motivación y la recompensa, puede funcionar de manera irregular, favoreciendo la hiperfocalización en intereses específicos. La **serotonina** y la **oxitocina**, moduladoras del estado de ánimo y del vínculo social, también muestran variaciones que explican las diferencias en la empatía y la conexión emocional.

Lejos de ser un "fallo", todo esto representa un modo alternativo de funcionamiento neuronal. El cerebro autista **no carece de empatía**, sino que la procesa a través de rutas distintas. **No evita la comunicación**, sino que la vive en otra frecuencia. **No ignora el entorno**, sino que lo siente con una intensidad que puede ser tan abrumadora como fascinante.

A medida que la ciencia avanzaba, se reveló algo aún más profundo: el autismo no es una anomalía moderna, sino una **constante evolutiva**. Los genes relacionados con el espectro autista están implicados en la formación de sinapsis, la plasticidad neuronal y la especialización de circuitos. No hay un único "gen del autismo": existen **más de 800 variantes genéticas** involucradas, y su interacción con factores epigenéticos y ambientales define la expresión clínica.

Desde el punto de vista médico, el autismo pertenece a los **trastornos del neurodesarrollo**, junto con el TDAH, los trastornos del lenguaje y los del aprendizaje. Su origen combina **factores genéticos, epigenéticos y ambientales**, con una **heredabilidad estimada entre el 70 y el 90 %**. No existe un gen único responsable; se trata de un entramado de variaciones que afectan principalmente la formación de sinapsis y la comunicación entre neuronas.

A nivel cerebral, se observan **alteraciones en las redes de la teoría de la mente**, que permiten inferir las intenciones y emociones de los demás; y también en las redes de la **empatía** y la **saliencia**, responsables de seleccionar los estímulos más relevantes del entorno. La **amígdala** y el **giro fusiforme**, regiones clave para reconocer rostros y emociones, muestran patrones de activación diferentes frente a expresiones humanas, lo que explica la dificultad para decodificar gestos sociales o miradas.

El diagnóstico del autismo se realiza mediante **observación clínica y entrevistas estructuradas**, como las pruebas ADOS, ADI-R o CARS, combinadas con escalas de desarrollo y evaluación del lenguaje. No existen análisis de laboratorio, estudios genéticos ni marcadores biológicos que "detecten" el autismo con certeza. La clave diagnóstica siempre será **la interacción social, la comunicación recíproca y la flexibilidad conductual**.

El tratamiento, por su parte, es **multidisciplinario y personalizado**. No hay cura, porque no hay enfermedad: hay acompañamiento, aprendizaje y adaptación. La intervención temprana, especialmente antes de los cinco años, ha demostrado un impacto significativo en la **neuroplasticidad cerebral**. Las terapias basadas en la evidencia —ABA (Análisis Conductual Aplicado), ESDM (Modelo Denver de Atención Temprana), TEACCH y DIR/Floortime— buscan mejorar la comunicación, reducir conductas autolesivas y promover la autonomía.

El apoyo farmacológico se utiliza solo para síntomas específicos, como **ansiedad, irritabilidad, TDAH o insomnio**, y siempre debe integrarse dentro de un plan más amplio que incluya psicoterapia, educación y estrategias familiares.

Pero más allá de las técnicas, existe una verdad esencial: **la medicina del autismo no se ejerce solo con fármacos, sino con humanidad**. El clínico que acompaña debe cultivar la **compasión informada**: escuchar sin prisa, comprender sin juicio, respetar sin imponer. Cada persona autista es un universo. Su ritmo, su lenguaje y su sensibilidad merecen el mismo respeto que la biología que los explica.

El autismo no implica falta de sentimientos, sino una forma distinta de expresarlos. No significa desconexión, sino una conexión profunda con un mundo interior rico y, a veces, abrumador. La ciencia demuestra que el cerebro autista funciona de modo diferente, no inferior. El reto no está en cambiar a las personas con autismo, sino en **aprender su idioma**.

1.3 La revolución de la neurodiversidad

A finales del siglo XX surgió un cambio histórico en la manera de entender el autismo y otras diferencias cognitivas. La socióloga **Judy Singer** acuñó el término **neurodiversidad**, una palabra que transformó el discurso médico en un movimiento social, ético y científico. La neurodiversidad plantea que las variaciones neurológicas son parte natural de la diversidad humana, tan legítimas como las diferencias culturales, lingüísticas o raciales.

Esta visión despatologiza la diferencia sin negar las dificultades. Reconoce que las personas autistas pueden enfrentar desafíos reales —ansiedad, sobrecarga sensorial, aislamiento—, pero propone abordarlos sin borrar su identidad. En lugar de intentar "curar" el autismo, la neurodiversidad invita a **comprenderlo y adaptarse a él**.

El impacto de esta revolución ha sido profundo. En la ciencia, se pasó de estudiar déficits a investigar talentos. Hoy se sabe que las personas autistas destacan en atención al detalle, pensamiento lógico, memoria visual y coherencia interna. En la educación, se promueven entornos inclusivos y adaptados a los diferentes estilos de aprendizaje. En la cultura, las voces autistas narran su propia experiencia, y los medios retratan el espectro con mayor respeto y realismo.

La neurodiversidad también ha transformado la práctica psiquiátrica. Ya no se trata solo de evaluar síntomas, sino de **reconocer potenciales**. El clínico moderno debe entender que su papel no es "normalizar", sino **traducir:** tender puentes entre la mente autista y el entorno neurotípico. La psiquiatría contemporánea avanza hacia un modelo colaborativo, donde el conocimiento técnico se une con la empatía y la escucha.

Aceptar la neurodiversidad implica un cambio cultural: abandonar el paradigma del déficit y abrazar el de la diferencia. Significa admitir que la humanidad no es un molde, sino un abanico.

1.4 ¿Por qué se llama "transtorno del espectro autista"?

Hasta 2013, los manuales diagnósticos hablaban de varias categorías separadas: autismo infantil, síndrome de Asperger, trastorno desintegrativo infantil y trastorno generalizado del desarrollo no especificado. Sin embargo, la investigación genética y neurobiológica demostró que todas esas etiquetas describían diferentes manifestaciones de un mismo fenómeno: un *continuum* neurológico.

Así nació el término **Trastorno del Espectro Autista (TEA)**. La palabra "espectro" simboliza la diversidad infinita de las mentes autistas. No existen niveles rígidos ni fronteras precisas, sino una gama de manifestaciones que varían según las combinaciones de lenguaje, cognición, conducta y percepción. Cada persona autista es irrepetible: su perfil no se repite en nadie más.

El uso de la palabra "trastorno" sigue siendo debatido. En la práctica clínica, sirve para establecer criterios diagnósticos y acceso a apoyos. Pero para muchos autistas, resulta una palabra injusta, porque define la diferencia desde la carencia. Por eso cada vez más especialistas prefieren hablar de **condición del espectro autista**, un término más neutral y respetuoso.

El espectro refleja la esencia misma de la naturaleza humana: todos somos un mosaico de habilidades, sensibilidades y modos de percibir el mundo. El autismo no está en los márgenes: está dentro del continuo de la mente humana (figura 1).

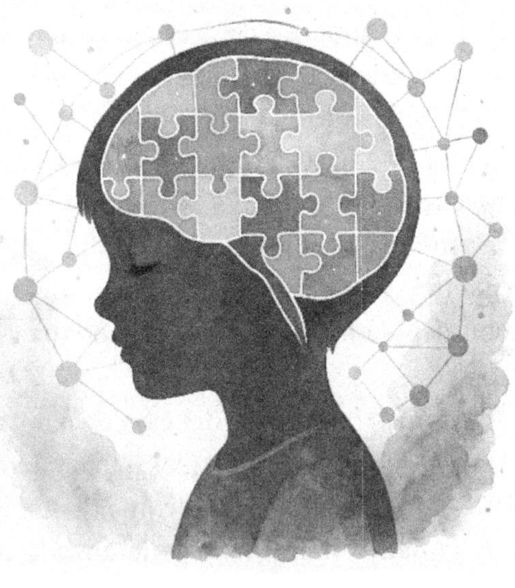

Figura 1. Una metáfora visual de la mente autista como un universo propio, complejo, luminoso y profundamente humano.

Nombrar correctamente es una forma de sanar. El lenguaje no solo describe la realidad: la crea. Llamar al autismo "trastorno" encierra; llamarlo "condición" abre. Entenderlo como espectro nos invita a contemplar la complejidad, la singularidad y la belleza de las diferencias.

Comprender el autismo es aprender una **nueva gramática del amor**, de la paciencia y de la percepción. Es entender que la humanidad no se mide por la uniformidad, sino por la capacidad de convivir con la diversidad. El mundo se vuelve más humano cuando entendemos que las diferencias no nos separan: **nos completan**.

CAPÍTULO 2
La historia del autismo: del aislamiento al reconocimiento

La historia del autismo refleja la evolución de la mirada médica: de interpretar la diferencia como enfermedad o desconexión, a comprenderla como una expresión singular del desarrollo cerebral que durante siglos permaneció sin nombre.

2.1 Introducción: aprender a ver lo que siempre estuvo presente

La historia del autismo es, en esencia, la historia de la humanidad aprendiendo a ver. No a mirar —eso siempre lo hemos hecho—, sino a ver de verdad. Durante siglos, la sociedad convivió con niños que no respondían a su nombre, adultos que evitaban la mirada, mentes que se perdían en patrones invisibles, personas que parecían vivir en una frecuencia distinta del mundo. Estaban ahí, siempre estuvieron ahí, pero no eran comprendidos. Se les observaba con desconcierto, con temor o con compasión, pero raramente con entendimiento.

Hoy sabemos que aquello que parecía desconexión no era ausencia de mundo interior, sino todo lo contrario: una forma distinta —y a veces más intensa— de experimentarlo.

El recorrido hacia la comprensión del autismo ha sido un camino largo y, en muchos momentos, doloroso. Un tránsito desde la ignorancia hacia el conocimiento, desde el juicio hacia la empatía, desde el intento de corregir hacia el esfuerzo por comprender.

2.2 Antes de la ciencia: el autismo como mito y misterio

Mucho antes de que existiera la psiquiatría, el autismo ya estaba presente en la historia humana. En textos medievales y relatos antiguos aparecen descripciones de niños que no hablaban, que evitaban el contacto, que parecían ausentes. También de adultos que vivían en mundos internos ricos pero inaccesibles para los demás.

Sin un marco científico, la diferencia fue interpretada a través de los lentes disponibles: lo religioso, lo mágico, lo supersticioso. Se hablaba de posesión, de almas perdidas, de castigos divinos o de espíritus extraños. En otras culturas, esas mismas características podían ser vistas como señales de conexión espiritual o sabiduría especial.

Pero en todos los casos, faltaba algo fundamental: un lenguaje médico que pudiera traducir la diferencia sin convertirla en condena. Lo que hoy entendemos como variabilidad neurobiológica era, en ese entonces, un misterio sin nombre.

2.3 Siglos XVIII y XIX: cuando la medicina observa, pero no comprende

Con el nacimiento de la medicina moderna, surgió el intento de clasificar la mente humana. Los siglos XVIII y XIX trajeron consigo una psiquiatría incipiente, que buscaba ordenar el caos de los comportamientos humanos en categorías diagnósticas.

Pero ese esfuerzo, aunque necesario, fue también profundamente limitado. Las personas que hoy identificaríamos dentro del espectro autista fueron etiquetadas con términos como "idiocia", "imbecilidad" o "debilidad mental". Eran palabras que describían sin entender, que encerraban sin explicar.

La psiquiatría de la época veía conductas aisladas, pero no veía patrones. Observaba el comportamiento, pero no podía acceder a la arquitectura interna del cerebro. Faltaba algo esencial: una comprensión de que detrás de esas conductas existía una organización distinta, no una ausencia de capacidad.

2.4 Eugen Bleuler: la primera palabra (1911)

En 1911, el psiquiatra suizo Eugen Bleuler introdujo un término que cambiaría la historia: autismus. Lo utilizó para describir el retraimiento profundo en pacientes con esquizofrenia, una tendencia a volcarse hacia el mundo interno.

Bleuler no estaba describiendo el autismo como lo conocemos hoy, pero sin saberlo sembró la primera semilla conceptual. Por primera vez, la medicina reconocía que existía un fenómeno caracterizado por la interiorización intensa de la experiencia. Aún no había claridad, pero el lenguaje comenzaba a formarse.

2.5 Leo Kanner: el descubrimiento clínico (1943)

El verdadero punto de inflexión llegó en 1943, cuando Leo Kanner publicó su histórico trabajo sobre niños con "trastornos autistas del contacto afectivo".

Kanner observó algo que nadie había descrito con tanta precisión: un conjunto consistente de características que incluían dificultades en la interacción social, lenguaje atípico, apego a rutinas y una relación inusual con el entorno.

Pero también vio algo que cambiaría la narrativa: estos niños no eran simplemente "retrasados". Muchos tenían habilidades notables, especialmente en memoria, percepción y atención al detalle. Kanner no solo describió un trastorno. Descubrió una nueva forma de organización mental.

2.6 Hans Asperger: la intuición del espectro humano

Mientras Kanner trabajaba en Estados Unidos, en Viena Hans Asperger hacía observaciones paralelas. Sus pacientes eran diferentes: hablaban, a veces de forma brillante, pero tenían dificultades para interpretar lo social. Mostraban intereses intensos, pensamiento lógico profundo y una forma particular de ver el mundo.

Asperger los llamó "pequeños profesores". Pero su mayor contribución fue conceptual: entendió que no se trataba de una condición uniforme, sino de un continuo. Una variación del desarrollo humano. Una diversidad.

El trabajo de Asperger quedó oculto durante décadas, en gran parte debido al contexto histórico de la Segunda Guerra Mundial. No fue hasta 1981, cuando la psiquiatra Lorna Wing retomó sus estudios, que el mundo pudo ver la magnitud de lo que se había descubierto. Wing introdujo el concepto de "espectro autista", cambiando para siempre la forma de entender la condición. Ya no era una categoría cerrada. Era un continuo.

2.7 La herida histórica: las "madres nevera"

Pero la historia del autismo también está marcada por errores dolorosos. En las décadas de 1950 y 1960, el psicoanálisis dominó la psiquiatría y propuso una idea devastadora: que el autismo era causado por la frialdad emocional de las madres. Las llamadas "madres nevera".

Miles de familias fueron culpabilizadas injustamente. Se generó sufrimiento, culpa y confusión. Este error no fue solo teórico: retrasó el avance científico y dejó cicatrices emocionales profundas. Es un recordatorio de que cuando la medicina se aleja de la evidencia, puede convertirse en una fuente de daño.

2.8 El giro de la ciencia: el cerebro comienza a hablar

A partir de los años ochenta, la neurociencia comenzó a iluminar lo que antes era invisible. Las técnicas de imagen cerebral permitieron observar el funcionamiento del cerebro en tiempo real.

Y lo que se encontró fue revelador: el cerebro autista no estaba dañado. Estaba organizado de manera diferente. Se identificaron patrones de hiperconectividad local y menor integración global. Esto explicaba la atención al detalle, la hiperfocalización y, al mismo tiempo, la dificultad para integrar contextos complejos. La diferencia dejaba de ser un misterio. Se convertía en biología.

Los estudios genéticos añadieron otra capa de comprensión. Se descubrió que el autismo tiene una alta heredabilidad, pero no depende de un solo gen. Más de 800 variantes genéticas participan en su expresión. No es un error puntual. Es una red compleja. Una orquesta biológica donde múltiples factores interactúan para dar lugar a una forma particular de desarrollo.

El diagnóstico evolucionó hacia herramientas estructuradas como ADOS, ADI-R y CARS. Por primera vez, la evaluación se basaba en la observación clínica sistemática y no en interpretaciones subjetivas. El autismo no se mide con un laboratorio. Se comprende en la interacción. En la mirada. En el lenguaje. En la reciprocidad.

Con el conocimiento llegó la posibilidad de intervenir. Modelos como ABA, ESDM, TEACCH y Floortime demostraron que el cerebro infantil tiene una enorme capacidad de adaptación. La intervención temprana no cambia quién es la persona. Pero puede transformar su trayectoria.

2.9 La revolución de la neurodiversidad

El cambio más profundo no vino solo de la ciencia, sino de las propias personas autistas. Por primera vez, comenzaron a narrar su experiencia. Explicaron cómo se siente el mundo cuando todo es más intenso. Cuando el ruido duele. Cuando la mirada abruma. Cuando las palabras no alcanzan.

Y entonces la narrativa cambió. El autismo dejó de ser visto como un déficit. Y comenzó a entenderse como una diferencia.

Algunas personas llevaron esa diferencia al mundo de manera extraordinaria. Temple Grandin entendió el miedo animal desde dentro. Satoshi Tajiri creó universos a partir de patrones. Greta Thunberg transformó la claridad moral en acción global. Anthony Hopkins encontró en su mente una precisión única. No son excepciones milagrosas. Son expresiones posibles.

Hoy, el autismo se entiende como una condición que requiere apoyo, pero también respeto. La meta no es normalizar. Es comprender. Es acompañar. Es permitir que cada mente encuentre su lugar.

2.10 Lo que siempre estuvo, ahora comprendido

El autismo siempre estuvo presente. En la historia, en la ciencia, en el arte, en la vida cotidiana. Lo que faltaba era el lenguaje para nombrarlo, la ciencia para explicarlo y la sensibilidad para acompañarlo.

Hoy comenzamos a tener esas tres cosas. Y con ellas, no solo entendemos mejor el autismo. Entendemos mejor la diversidad de la mente humana. El autismo estuvo siempre aquí. Lo que faltaba era el lenguaje para nombrarlo, la ciencia para comprenderlo y el corazón para acompañarlo. Ahora ese corazón late más fuerte. Y la historia apenas comienza (figura 2).

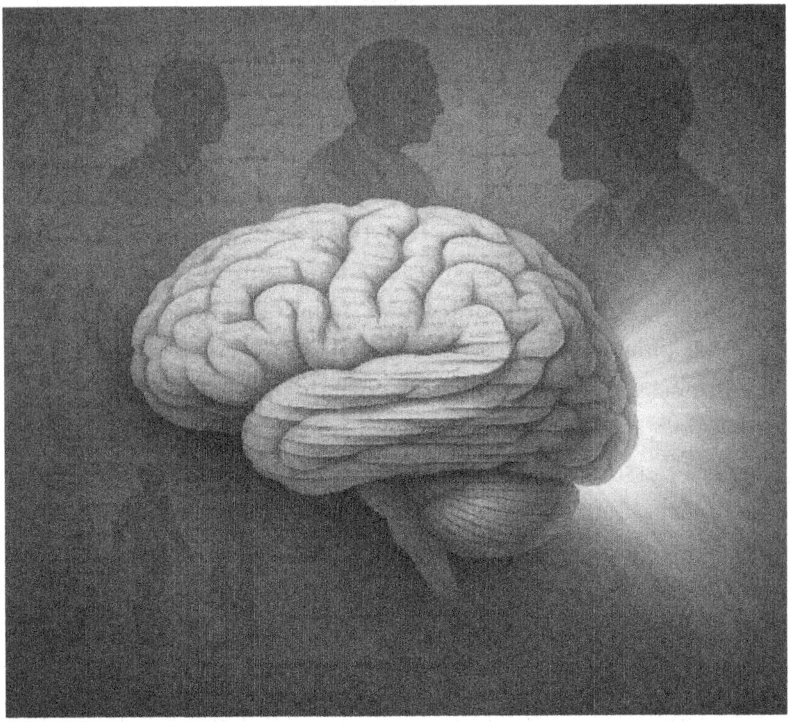

Figura 2. La historia del autismo emergiendo desde las sombras del pasado hacia la luz del conocimiento científico.

CAPÍTULO 3
El concepto de espectro: los infinitos matices de la mente

El autismo se manifiesta como un espectro porque el cerebro humano no sigue un diseño único, sino una variabilidad continua de redes neuronales que generan distintas formas de experiencia y conciencia.

3.1 Introducción

Hablar del autismo significa aceptar que la mente humana no fue diseñada en serie. No existe un molde universal. No hay una "forma correcta" de sentir, pensar, percibir o relacionarse. La naturaleza —infinitamente creativa— produce cerebros diversos, conectores distintos, estilos cognitivos irrepetibles.

El término **espectro** no es una metáfora poética. Es una descripción científica de una realidad neurobiológica: la diversidad casi infinita de configuraciones posibles dentro de la arquitectura cerebral autista.

Durante años, antes de la revolución conceptual del espectro, la psiquiatría intentó ordenar el autismo en cajones separados: autismo clásico, Asperger, trastorno generalizado del desarrollo, trastorno desintegrativo infantil. Cada etiqueta intentaba contener una parte del fenómeno. Pero la genética, la neuroimagen y la clínica demostraron que estas divisiones eran artificios: líneas dibujadas por la mente humana para intentar simplificar algo que era, desde su origen, complejo y fluido.

La ciencia moderna no encontró fronteras claras entre esos "subtipos". Lo que encontró fue una constelación. Y por eso nació el concepto de **espectro autista**.

El espectro no significa "niveles de severidad". No significa "alta" o "baja" funcionalidad. Significa **variación, combinación,**

tensión entre fortalezas y desafíos. Significa que el autismo no es un punto: es un territorio.

3.2 Una palabra que cambió la psiquiatría

La palabra "espectro" transformó la forma en que comprendemos el autismo porque permitió ver lo que antes quedaba invisible:

- que dos personas con el mismo diagnóstico pueden ser completamente distintas,
- que el lenguaje no verbal no implica ausencia de pensamiento,
- que la literalidad no significa falta de imaginación,
- que la hipersensibilidad sensorial no es un exceso, sino un sistema perceptivo afinado.

Y que dentro del espectro hay infinitos caminos posibles. Pienso en un paciente que observé hace años: un niño de siete años, no verbal, que podía pasar horas girando una tapa metálica entre los dedos. Para muchos, ese acto parecía repetitivo y sin sentido. Pero cuando logramos observarlo con más sensibilidad, descubrimos que el giro modulaba su ansiedad, regulaba su sistema nervioso y estructuraba su atención. No era una "conducta problema": era un puente para conectarse con el mundo.

Pienso también en una adolescente autista con lenguaje avanzado que me dijo: "Doctor, no soy mala para entender a la gente. Solo necesito que me hablen claro. Sin juegos. Sin mentiras. Sin dobles intenciones. La sociedad me pide descifrar un código que yo no recibí."

Ese es el espectro. Un abanico amplio donde cada manifestación tiene su lógica interna.

3.3 Un espectro basado en neurociencia

Desde el punto de vista biológico, el espectro se sustenta en variaciones profundas de la conectividad neuronal. No todos los cerebros establecen las mismas rutas internas. Las combinaciones posibles entre:

- la fuerza de las sinapsis,
- la eficiencia de los neurotransmisores,
- la interacción entre corteza prefrontal, amígdala, cerebelo y lóbulos temporales,
- la modulación de redes como teoría de la mente, empatía y saliencia crean formas singulares de procesar el mundo.

La neuroimagen funcional ha mostrado que, en muchas personas autistas, existe:

- **Hiperconectividad local**, donde ciertas regiones del cerebro se comunican demasiado entre sí.
- **Hipoconectividad global**, donde regiones distantes tienen menos coordinación.

Esto genera un estilo cognitivo caracterizado por: atención intensa al detalle, dificultad para integrar el contexto, pensamiento sistemático, hiperfocalización en intereses específicas, sobrecarga sensorial ante estímulos impredecibles.

Pero también capacidades notables: memoria visual superior, creatividad fuera del molde, coherencia interna, sinceridad emocional, pensamiento lógico avanzado. El espectro, en esencia, es el reconocimiento explícito de que las diferencias anatómicas y bioquímicas del cerebro generan experiencias subjetivas únicas.

3.4 Las tres grandes áreas del espectro

Aunque cada persona autista es distinta, las manifestaciones clínicas se agrupan en tres dominios:

1. Comunicación e interacción social

Hay personas que hablan fluidamente, pero de forma literal, directa y sin rodeos. Otras se comunican mediante gestos, tableros PECS (Sistema de Comunicación por Intercambio de Imágenes), música, dibujos o movimiento. Lo importante no es el "formato" de la comunicación, sino su autenticidad. La reciprocidad social, por su parte, no desaparece: simplemente se expresa de otro modo.

2. Intereses, patrones y conductas repetitivos

Lo que la sociedad llama "obsesiones" muchas veces son pasiones. Son formas de encontrar orden. Son estrategias de autorregulación. Un niño que memoriza trenes o planetas no está escapando del mundo: está intentando entenderlo.

3. Procesamiento sensorial

Un estímulo leve para la mayoría puede ser doloroso para un cerebro hipersensible. Una textura puede sentirse como fuego. Una luz fluorescente puede sonar como un zumbido insoportable. Pero también existe el extremo opuesto: la hiposensibilidad, la búsqueda sensorial intensa, el movimiento como necesidad neurológica. El espectro considera todas estas combinaciones, sin jerarquizarlas, sin clasificarlas como mejores o peores.

3.5 Del "alto" y "bajo funcionamiento" a los niveles de apoyo

Durante años se usaron términos como "alto funcionamiento" o "bajo funcionamiento". Ambos son incorrectos, reductores y dañinos. Reducen la complejidad de una persona a un adjetivo. Ignoran los cambios por etapa de vida. Confunden lenguaje con inteligencia. Y perpetúan el estigma. Hoy, el modelo recomendado se basa en los **niveles de apoyo necesarios** para la vida diaria, que pueden ser altos, moderados o mínimos.

El espectro explica que una persona puede presentrar estas combinaciones sin contradicción:

- Hablar fluidamente, pero necesitar apoyo social intenso.
- No hablar en absoluto, pero tener una comprensión profunda del mundo.
- Requerir ayuda sensorial, pero ser intelectualmente brillante.
- Parecer independiente y colapsar ante cambios inesperados.

3.6 El espectro en la educación, la familia y la sociedad

En la escuela, el espectro invita a abandonar el modelo uniforme de aprendizaje.

Un niño autista no aprende menos: aprende distinto. Algunos requieren apoyos visuales; otros silencio; otros movimiento; otros la guía paciente de un adulto que los entienda.

En la familia, el espectro transforma la narrativa. Los padres dejan de preguntarse "¿qué falta aquí?" para empezar a preguntar "¿qué necesita esta mente para florecer?"

En la sociedad, el espectro destruye la falsa dicotomía entre "normal" y "anormal". No somos dos categorías enfrentadas. Somos una gradación continua. Un abanico. Una paleta infinita.

3.7 El espectro como acto de justicia

El concepto de espectro es, finalmente, un acto de respeto. Es aceptar que las diferencias no deben suprimirse, sino comprenderse. Que la diversidad neurológica es parte esencial de nuestra evolución como especie. Que lo diferente no es inferior: es sencillamente otro modo de existir.

El espectro es una invitación: a escuchar antes de corregir, a acompañar antes de clasificar, a comprender antes de juzgar. Un recordatorio poderoso de que el cerebro humano no es un instrumento único, sino una orquesta donde cada mente interpreta su propia melodía (figura 3).

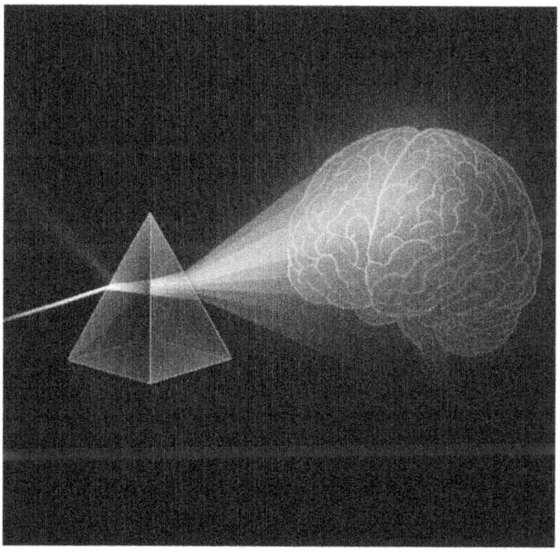

Figura 3. El espectro autista representado como un prisma que transforma una sola luz en infinitos colores, lo cual refleja la diversidad de la mente humana.

CAPÍTULO 4
El mundo sensorial autista: cuando los sentidos hablan más fuerte que las palabras

El mundo sensorial en el autismo refleja una modulación distinta de los sistemas perceptivos, donde sonidos, luces, texturas y emociones se procesan con una intensidad que puede ser tan abrumadora como reveladora.

4.1 Introducción

Para comprender el autismo, primero debemos comprender los sentidos. El mundo no llega a todos los cerebros con la misma intensidad ni con la misma forma. La mayoría de las personas recibe los estímulos del ambiente como una corriente suave, predecible, filtrada; el cerebro atenúa lo irrelevante, resalta lo esencial y permite avanzar sin pensar demasiado en cada sonido, cada luz, cada textura, cada olor.

En el autismo, ese equilibrio sensorial suele romperse. Los sentidos no son un murmullo: son un torrente. No son un fondo silencioso: son el escenario principal. No son un filtro: son un universo.

Una de las claves más hermosas y más difíciles del espectro autista es que las personas perciben la realidad con un detalle y una intensidad que la mayoría no podría sostener por más de unos segundos.

No es que un niño autista "no tolere" un ruido; es que lo escucha multiplicado. No es que un adolescente "exagere" con una etiqueta en la camiseta; es que su piel la siente como un filo. No es que un adulto "sea rígido" con los olores; es que un perfume puede ser una tormenta química. El sistema sensorial autista no está dañado: está afinado. En ocasiones demasiado. En otras, demasiado poco.

4.2 La neurociencia del mundo sensorial autista

Las investigaciones sobre procesamiento sensorial han mostrado alteraciones en cómo el cerebro autista filtra, organiza e interpreta la información del entorno. No se trata de un problema de los sentidos en sí; los ojos, oídos o piel funcionan bien. El desafío ocurre en el cerebro: la corteza somatosensorial, la amígdala, el tálamo, el cerebelo, la ínsula procesan la información con una sincronía distinta.

En la mayoría de las personas, el cerebro actúa como un editor automático: borra el sonido del ventilador, atenúa la textura de la ropa, ignora luces parpadeantes, reduce olores de fondo.

En el autismo, ese editor falla o edita al revés: amplifica lo que otros ignoran, elimina lo que otros consideran obvio y organiza el mundo con prioridades que no coinciden con las del resto.

Esto genera dos grandes perfiles sensoriales:

- **Hipersensibilidad** (los estímulos se perciben con demasiada intensidad):
  - una sirena puede sentirse como un golpe,
  - un salón de clases puede sentirse como una tormenta,
  - un abrazo puede sentirse como una invasión,
  - un zumbido eléctrico como un rugido.

La hipersensibilidad puede provocar dolor, ansiedad, retraimiento y crisis de sobrecarga (*meltdowns*).

- **Hiposensibilidad** (los estímulos se perciben con menor intensidad):
  - necesidad de movimiento constante,
  - búsqueda de presión profundas,
  - tocar objetos repetidamente,
  - mirar luces o girar sobre sí mismo para "sentir algo".

La hiposensibilidad no es desinterés; es una forma de activar un sistema que funciona con menor reactividad. En muchos casos, una persona puede tener ambas: hipersensibilidad en algunos sentidos e hiposensibilidad en otros. Un cerebro complejo que vive en un equilibrio fluctuante.

4.3 El caos sensorial: cuando el mundo se vuelve demasiado

Muchos padres describen un fenómeno repetido: "Mi hijo estaba bien… y de pronto explotó". Lloró, gritó, se tiró al piso, se golpeó, se tapó los oídos. Pero para la persona autista, la crisis no surge "de pronto".

Antes hubo: luces demasiado brillantes, ropa incómoda, eco en la habitación, demasiada gente hablando, olor a perfume, un timbre, una risa fuerte, un cambio inesperado, un pensamiento intrusivo.

Todo ello se acumuló como un vaso que se llena hasta que la última gota lo desborda. En una crisis sensorial, la persona no está actuando. No está manipulando. No está buscando atención. Está intentando sobrevivir. Su sistema nervioso está colapsando por exceso de estímulos.

4.4 El mundo sensorial como lenguaje

Para muchos autistas, los sentidos son un idioma. Un niño que salta no está siendo inquieto: está regulando su equilibrio interno. Una joven que evita el contacto visual no está evitando la conexión: está intentando escuchar sin que la mirada la sobrecargue.

Un adulto que mueve los dedos frente a los ojos no está jugando: está organizando su percepción. Estas conductas, llamadas *stimming*, son herramientas de autorregulación. Son tan naturales como respirar. Y tan necesarias como un calmante. Durante décadas, la sociedad intentó suprimir estos movimientos. Hoy sabemos que inhibir un stimming puede ser tan dañino como pedir a alguien que deje de parpadear.

La percepción sensorial autista no solo tiene desafíos, también tiene maravillas.

He conocido personas que pueden: escuchar la diferencia entre dos motores idénticos, distinguir 100 tonos de azul, percibir intenciones a través de microexpresiones, memorizar sonidos de una ciudad completa, sentir vibraciones imperceptibles para otros y reconocer patrones que a la mayoría se le escapan.

Lo que para muchos es ruido, para ellos puede ser música. Lo que para muchos es caos, para ellos es simetría. Lo que para muchos es irrelevante, para ellos es belleza. La percepción autista no es defectuosa; es detallada, profunda, afinada. Y el mundo se enriquece cuando aprendemos a verla desde adentro.

El mundo sensorial autista influye en: alimentación (texturas intolerables), sueño (hiperalerta sensorial nocturna), socialización (ruidos y estímulos en ambientes sociales), ropa (costuras, etiquetas, materiales), aprendizaje (aulas ruidosas), trabajo (luces, temperaturas, interacciones).

Una simple salida al supermercado puede ser una aventura sensorial extrema. Una escuela puede ser una jungla acústica. Un abrazo puede ser una pregunta difícil. Un silencio puede ser un refugio. Por eso, el acompañamiento debe partir de la empatía sensorial, no de la apariencia externa. Porque el mundo se ve normal, pero no se siente normal.

4.5 El enfoque clínico: escuchar los sentidos

En consulta, uno de los mayores errores es interpretar un problema sensorial como un problema conductual. Un niño que se tapa los oídos no está desobedeciendo. Un adolescente que evita comer no está siendo "caprichoso". Un adulto que necesita movimiento no está siendo "infantil". La psiquiatría moderna debe evaluar: hipersensibilidad táctil, hiposensibilidad propioceptiva, hiperacusia, sensibilidad olfativa y dificultades de integración sensorial.

La intervención sensorial adecuada puede cambiar vidas. El uso de auriculares reductores de ruido, salas sensoriales reguladas, objetos de textura estable, iluminación suave y rutinas visuales puede reducir la angustia más que cualquier fármaco.

4.6 Una nueva forma de entender el mundo

Comprender el mundo sensorial autista es comprender una parte esencial del autismo.

Es entender que muchas "conductas" son reacciones fisiológicas. Que muchos "problemas" son adaptaciones. Que muchas "resistencias" son estrategias de supervivencia.

Es aceptar que los sentidos no son meros canales de información, sino puertas hacia la identidad y la experiencia. Y que, para una mente autista, **sentir** es tan poderoso como **pensar** (figura 4).

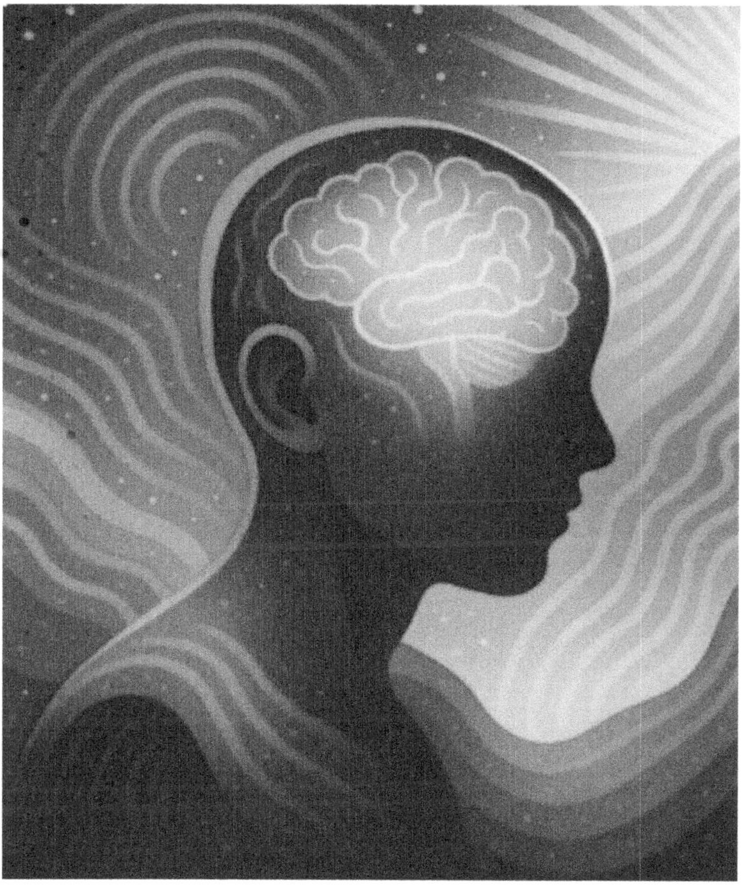

Figura 4. El universo sensorial autista, donde cada sonido, luz y textura se expande con una intensidad única dentro de la mente.

PARTE II. COMUNICACIÓN, EMOCIONES Y ORGANIZACIÓN COGNITIVA

CAPÍTULO 5
Comunicación autista: los lenguajes ocultos del mundo interior

En el autismo, la comunicación no desaparece: se reorganiza, emergiendo en formas no verbales donde el gesto, la mirada, el ritmo y el silencio adquieren un significado profundo.

5.1 Introducción

La comunicación humana no empieza en la palabra ni termina en la voz. Antes de que un niño pronuncie su primer sonido, ya habló con sus manos, con su mirada, con sus gestos, con su respiración.

La sociedad, obsesionada con el lenguaje verbal, con frecuencia olvida que la comunicación es mucho más amplia, rica y diversa que las frases que pronunciamos. Para las personas autistas, este principio es fundamental. En el autismo, la comunicación no desaparece: **se transforma**.

No se pierde: **se desplaza** hacia otras rutas. No se apaga: **cambia de idioma**. Comprender estas rutas es esencial para cualquier clínico, educador, padre o terapeuta. Porque detrás de cada silencio hay una intención. Detrás de cada gesto, un mensaje. Detrás de cada movimiento repetitivo, una emoción tratando de organizarse.

Para entender la comunicación autista, primero debemos renunciar a la expectativa neurotípica de "lo normal".

Debemos escuchar sin imponer. Observar sin interpretar desde afuera. Acompañar sin corregir. Porque donde muchos ven ausencia, hay profundidad. Y donde muchos ven confusión, hay precisión interna.

5.2 La ciencia de la comunicación autista

La investigación neurocientífica ha demostrado que el cerebro autista procesa la información social de formas diferentes, debido a variaciones en: el giro fusiforme, encargado del reconocimiento facial, la amígdala, que asigna valor emocional, la corteza prefrontal medial, que evalúa intenciones; la red de teoría de la mente, que infiere estados internos y la vía auditiva, que procesa tonos, ritmos y énfasis.

Estas diferencias no implican incapacidad, sino otra geometría cognitiva. El cerebro autista puede tener dificultades para interpretar mensajes implícitos, sarcasmos, cambios de tono o lenguaje figurado, pero puede captar detalles que otros pasan por alto.

Muchos niños autistas adquieren lenguaje, pero lo hacen siguiendo caminos no lineales. Pueden repetir frases de películas, canciones o comerciales. Pueden hablar con ecolalia, es decir, repitiendo palabras de otros antes de producir lenguaje propio.

Durante años, la ecolalia fue vista como un síntoma negativo. Hoy sabemos que es lo contrario: la ecolalia es una herramienta. Es una forma de practicar la estructura del lenguaje, ensayar el ritmo del habla, memorizar patrones, comunicarse sin errores. Es una fase natural del desarrollo de muchos niños autistas.

Otros desarrollan lenguaje pero con un estilo distinto: tono plano o monótono, hipercorrección gramatical, frases muy literales, dificultad para tolerar interrupciones y gran precisión en la elección de palabras. No es un "problema comunicativo", sino una sintaxis propia, una estética verbal particular.

5.3 Cuando la comunicación no es verbal

Hasta un 30 % de las personas autistas son no verbales o mínimamente verbales. Eso no significa que no piensen. No significa que no entiendan. No significa que no sientan. Significa únicamente que la ruta motora del lenguaje oral no es su vía principal de expresión.

Muchas de estas personas se comunican mejor mediante: sistemas PECS (imágenes intercambiables), comunicación aumentativa y alternativa (CAA), dispositivos electrónicos con voz digital, lenguaje de señas, escritura, arte, música y movimiento.

He visto niños que no hablan, pero escriben poemas. Adolescentes que guardan silencio, pero dibujan arquitecturas complejas. Adultos que hablan pocas palabras, pero sienten el mundo con una lucidez extraordinaria. A veces, el silencio es una forma de precisión emocional. Otras veces, es una forma de protección sensorial.

Para muchas personas autistas, hablar es sensorialmente agotador. Cada sonido requiere un ajuste motor. Cada palabra genera vibraciones internas. Cada interacción social involucra múltiples canales simultáneos.

Por eso, algunos prefieren comunicarse con movimientos repetitivos, sonidos suaves, gestos, mirada periférica o pausas largas. No es falta de interés social. Es economía neurológica. Es supervivencia sensorial.

5.4 Cuando la mirada no significa lo que creemos

Uno de los mitos más dañinos es que las personas autistas "no hacen contacto visual porque no sienten conexión". Nada más lejos de la verdad. La neuroimagen ha demostrado que el contacto visual activa de manera intensa la amígdala, generando ansiedad, incomodidad o sobrecarga.

Evitar la mirada no es desconexión emocional. Es una estrategia de regulación. Muchos autistas escuchan mejor cuando no miran directamente. Mirar puede distraer. Mirar puede doler. Mirar puede confundir. La empatía autista no desaparece: simplemente circula por otros canales.

La literalidad es uno de los rasgos más fascinantes del espectro. Un joven autista puede preguntarse por qué la gente dice "te llamo en cinco minutos" si no lo hará. ¿Por qué dice "estoy bien" cuando está triste? ¿Por qué dice "mañana nos vemos" si no piensa hacerlo? El lenguaje neurotípico está lleno de atajos, gestos sociales y frases vacías.

La comunicación autista suele ser más directa, transparente, precisa. A veces incómodamente honesta. A veces bellamente pura. Es un recordatorio de que la claridad es una forma de amor.

5.5 La comunicación emocional autista

Las emociones autistas no son frías. Son profundas. Intensas. A veces arrolladoras. A veces contenidas para evitar la sobrecarga. Un niño autista puede llorar por la tristeza de otro. Un adulto autista puede sentir culpa de forma devastadora. Una adolescente autista puede empatizar tanto que se agote emocionalmente. La empatía autista no desaparece: se expresa de forma interna, silenciosa, sincera (figura 5).

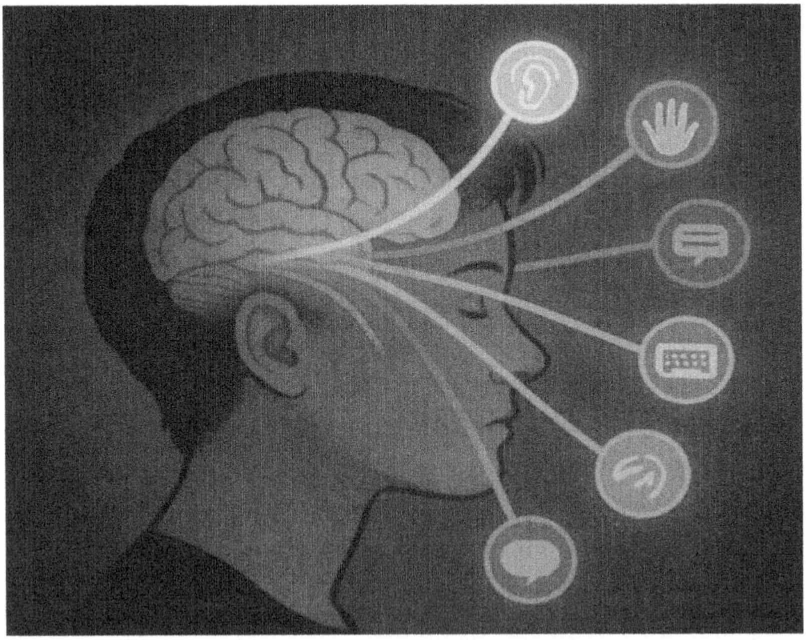

Figura 5. Los múltiples lenguajes de la comunicación autista, donde la expresión trasciende las palabras y encuentra nuevas rutas hacia el mundo.

CAPÍTULO 6
Emociones autistas: el corazón que siente demasiado y el mundo que a veces no lo ve

Las emociones en el autismo emergen desde una neurobiología donde la sensibilidad afectiva es elevada, pero su expresión puede no coincidir con los códigos sociales convencionales.

6.1 Introducción

Uno de los grandes errores históricos en la comprensión del autismo ha sido la creencia de que las personas autistas "no sienten" o "no empatizan". Esta idea, profundamente injusta, nace de la confusión entre expresión emocional y experiencia emocional.

El mundo interpreta desde afuera, pero el autismo ocurre desde adentro. El problema nunca fue la emoción: el problema fue la traducción. La sociedad observa el silencio y asume indiferencia. Observa la falta de contacto visual y asume desapego. Observa la dificultad para interpretar gestos sociales y asume falta de empatía.

Pero la realidad es distinta: **muchas personas autistas sienten más, no menos**. Sienten de manera intensa, pura, a veces abrumadora. Sienten con una profundidad que las palabras neurotípicas no alcanzan a describir. No estamos ante una ausencia de emoción, sino ante una emoción que se manifiesta en otra frecuencia.

6.2 El mito de la "falta de empatía": una de las malinterpretaciones más grandes de la psiquiatría

Durante décadas, la psiquiatría describió al autismo como un trastorno caracterizado por "déficit en la empatía". Hoy sabemos que esta definición era incompleta y, en muchos casos, errónea. La realidad es más compleja. Los estudios modernos distinguen dos tipos de empatía:

1. **Empatía cognitiva:** la capacidad de inferir mentalmente lo que otro piensa o intuye.
2. **Empatía afectiva:** la capacidad de sentir emocionalmente lo que otro siente.

Veamos algo revolucionario: las investigaciones demuestran que **la empatía afectiva autista está intacta o incluso aumentada**. Es la empatía cognitiva —interpretar gestos, captar dobles intenciones, descifrar ironías— la que puede estar afectada. No sienten menos. Sienten distinto.

Para muchas personas autistas, el dolor ajeno se vive con intensidad visceral. Un niño puede angustiarse profundamente si ve triste a un compañero. Un adolescente puede llorar semanas por la muerte de una mascota. Un adulto puede sentir culpa ante el sufrimiento ajeno de forma devastadora. La empatía autista no está ausente: está desprotegida.

6.3 La neurociencia de las emociones autistas

El cerebro autista presenta diferencias en varias regiones clave del procesamiento emocional:

- **amígdala:** responde con mayor intensidad a estímulos sociales, lo que puede generar ansiedad.
- **ínsula:** núcleo de la experiencia emocional interna.
- **corteza prefrontal ventromedial:** regula impulsos y conecta emoción con decisión.
- **red de saliencia:** determina qué estímulos deben recibir prioridad emocional.

En muchos casos, estas redes funcionan con una sensibilidad mayor, lo que explica: el agotamiento emocional, la necesidad de retirarse del mundo social, la sobrecarga frente a conflictos, la intensidad de las reacciones y la profundidad del apego hacia intereses o personas específicas. El cerebro autista no siente menos: rompe los medidores tradicionales.

6.4 La tormenta emocional interna

Muchos niños y adultos dentro del espectro describen sus emociones como: "olas que vienen muy rápido", "luces muy brillantes dentro de mi cabeza", "ruido que se mezcla con lo que siento", "una tristeza tan grande que me tiembla el cuerpo" y "una felicidad que me hace hablar más rápido".

Esta intensidad emocional puede llevar a: crisis de frustración, ataques de ansiedad, aislamiento repentino, dificultad para poner palabras a lo que sienten y reacciones conductuales que otros interpretan como "mal comportamiento".

Pero detrás de cada explosión hay una emoción no traducida. Detrás de cada retiro hay una necesidad de protección. Detrás de cada silencio hay un mundo interno intentando reorganizarse.

6.5 La doble empatía: cuando ambos mundos no se entienden

Un concepto cada vez más importante es la **teoría de la doble empatía**. Esta teoría propone algo liberador: el problema no es que las personas autistas no entiendan a las neurotípicas, sino que **ambos grupos hablan lenguajes emocionales distintos.**

Los neurotípicos pueden interpretar mal la honestidad directa de una persona autista. Los autistas pueden interpretar mal las sutilezas sociales neurotípicas. No es déficit, es diferencia. Es como dos idiomas que quieren comunicarse pero necesitan un puente.

La expresión emocional puede ser diferente: menos expresión facial, tono de voz plano, mirada indirecta, posturas rígidas, movimientos repetitivos para regular emociones, pausas largas antes de responder y dificultad para encontrar palabras en momentos de estrés.

Pero eso nunca debe interpretarse como frialdad. Es simplemente otro método de expresión. Muchos padres dicen: "Mi hijo no me abraza, pero cuando se sienta cerca de mí sé que me ama". "Mi hija no llora cuando está triste, pero se encierra para no sobrecargarse". "Mi esposo autista no sabe consolar con palabras, pero me acompaña en silencio durante horas".

El amor autista es silencioso, constante, profundo. Un amor que se expresa en rutinas, en lealtad, en presencia, en sinceridad absoluta.

6.6 La regulación emocional: una batalla invisible

La regulación emocional es uno de los mayores desafíos para muchas personas autistas. Esto no se debe a falta de inteligencia emocional, sino a la intensidad con la que sienten. Cuando una emoción llega, lo hace con toda su fuerza.

No hay "niveles intermedios". El cerebro puede tardar más en volver a la calma porque su sistema nervioso necesita más tiempo para reorganizarse. Por eso muchas personas necesitan: espacios tranquilos, rutinas predecibles, herramientas sensoriales, pausas prolongadas, comunicación clara y estructura emocional.

La estabilidad emocional no es una imposición: es una necesidad neurológica. Quien ha amado a una persona autista lo sabe: su afecto es real, honesto, profundo y sin doble intención. No hay juegos. No hay máscaras. No hay manipulaciones sociales.

Cuando una persona autista quiere, quiere de verdad. Cuando confía, confía de verdad. Cuando se entrega, lo hace con todo su ser. El mundo necesita más de esta forma de amor.

A veces, las emociones autistas son tan intensas que se convierten en hiperemocionalidad: llorar fácilmente, angustiarse por injusticias, sentir violencia emocional en discusiones, entristecerse por pequeños cambios, enamorarse profundamente, sentir culpa extrema y encariñarse con objetos, especies o temas de interés. Algunos lo describen como "tener el corazón por fuera.

6.7 Una nueva mirada

Comprender las emociones autistas significa abandonar prejuicios históricos. Significa reconocer que el silencio no es vacío, sino intensidad contenida. Que la expresión diferente no es ausencia, sino diversidad. Que la empatía autista es una joya que la sociedad aún no sabe apreciar.

Las emociones autistas son una forma distinta de humanidad. Una humanidad transparente, honesta, luminosa y a veces vulnerable. Una humanidad que merece ser comprendida, respetada y celebrada (figura 6).

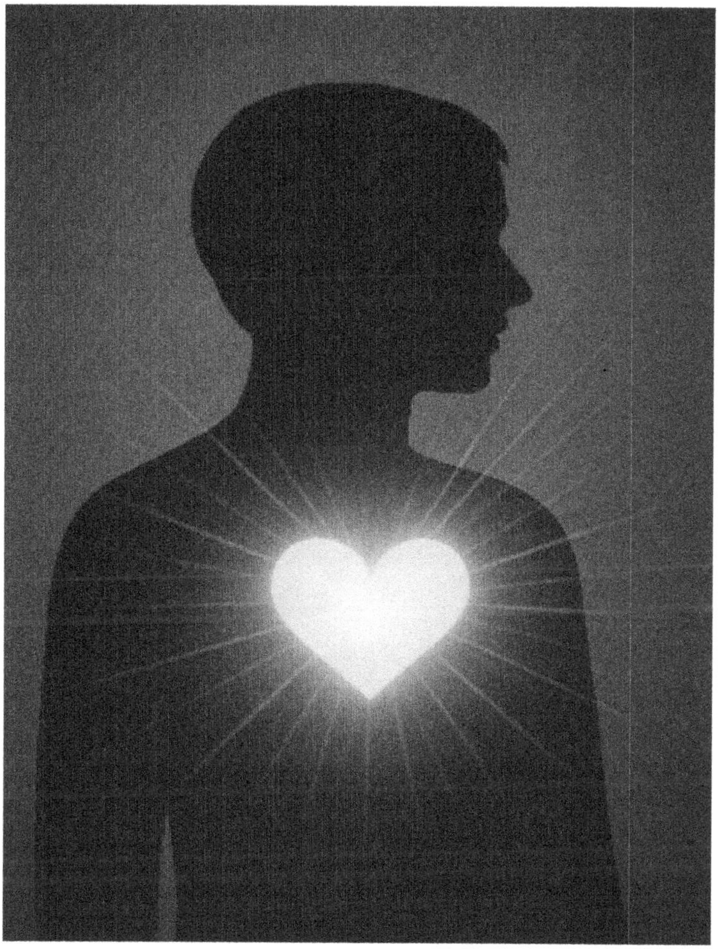

Figura 6. El corazón emocional autista irradiando luz, intensidad y profundidad desde un mundo interior que a veces pasa desapercibido.

CAPÍTULO 7
Funciones ejecutivas en el autismo: cuando el pensamiento sigue su propio mapa

El pensamiento en el autismo no es desorganizado, sino guiado por una arquitectura ejecutiva diferente, donde la mente sigue mapas internos que no siempre coinciden con las rutas del mundo externo.

7.1 Introducción

Para comprender verdaderamente la vida mental de una persona autista, debemos mirar hacia un conjunto de procesos invisibles, pero esenciales: **las funciones ejecutivas**.

Estas funciones son la brújula interna que organiza el pensamiento, regula emociones, planifica acciones, cambia de estrategia y permite navegar el caos del mundo cotidiano.

En muchas personas, estas funciones trabajan en silencio, casi sin que nos demos cuenta. Pero en el autismo, esta brújula puede estar calibrada de forma distinta. No rota. No defectuosa. Distinta. Es un mapa propio. Un sistema que prioriza la lógica, el detalle, el orden, la previsibilidad, la coherencia interna.

Un sistema que, cuando se respeta, puede ser brillante. Y cuando se fuerza, puede colapsar. Para muchos, lo difícil no es la inteligencia, sino el puente entre la idea y la acción. No es comprender el mundo, sino organizarlo en tiempo real.

Las funciones ejecutivas explican por qué una persona autista puede:

- Memorizar datos complejos, pero olvidar dónde dejó las llaves.
- Hablar con profundidad filosófica, pero bloquearse ante un cambio inesperado.

- Resolver ecuaciones avanzadas, pero paralizarse al elegir ropa.
- Planificar un proyecto artístico, pero sufrir ante un día sin estructura.
- Funcionar bien en casa, pero colapsar en ambientes impredecibles.

La paradoja es esta: una mente poderosa que requiere estructura. Un pensamiento sofisticado que tropieza con lo cotidiano.

7.2 ¿Qué son las funciones ejecutivas?

Son un conjunto de procesos dirigidos por la corteza prefrontal que incluyen: planificación, organización, flexibilidad cognitiva, memoria de trabajo, inicio y finalización de tareas, toma de decisiones, regulación emocional e inhibición de impulsos.

Estos procesos trabajan juntos para transformar ideas en acciones. En el autismo, estas funciones pueden operar con distintos patrones por: diferencias en la conectividad prefrontal, maduración distinta del lóbulo frontal, sobrecarga sensorial que interrumpe la organización interna, rigidez cognitiva como forma de preservar estabilidad, hiperfocalización sostenida en intereses y dificultades en la transición entre tareas. El resultado es un estilo cognitivo único, no mejor ni peor que el neurotípico.

7.3 La planificación: la montaña invisible

Planificar para una persona autista puede ser como escalar una montaña que otros ni siquiera ven. La mente autista prefiere lo predecible; necesita saber qué viene, qué se espera, cuál es el orden. Un adulto autista puede sentirse perdido con instrucciones vagas como: "haz lo que puedas", "trata de organizarlo", o "ve avanzando mientras yo reviso".

La planificación necesita: pasos concretos, estructura, tiempos claros, límites definidos e instrucciones precisas. Cuando esto existe, la mente autista florece. Cuando no existe, aparece:

ansiedad, bloqueo, miedo al error, procrastinación involuntaria y crisis emocionales.

La flexibilidad cognitiva es la capacidad de cambiar de estrategia, adaptarse a imprevistos, modificar planes. Pero para muchas personas autistas, cambiar de ruta es como frenar un tren en movimiento. No porque no puedan, sino porque **requiere un esfuerzo neurológico mayor**.

Un cambio mínimo puede desencadenar: desorientación, irritabilidad, llanto, silencios prolongados, necesidad urgente de regularse sensorialmente. Las sorpresas no son agradables: son amenazas al orden interno.

7.4 La hiperfocalización: una fortaleza y un desafío

Uno de los rasgos más fascinantes de las funciones ejecutivas autistas es la **hiperfocalización**. Cuando un autista se interesa por algo, su atención se vuelve un láser. Puede aprender a profundidad, investigar incansablemente, dominar un tema hasta niveles extraordinarios.

Es el origen de muchos talentos autistas en: matemáticas, programación, música, historia, etología, astronomía, linguística, coleccionismo especializado, ingeniería, arte digital.

Pero también puede llevar a: perder noción del tiempo, descuidar necesidades básicas, frustración cuando los demás interrumpen, dificultad para cambiar de tarea. Lo que para otros es obsesión, para ellos es coherencia. Lo que para otros es "intensidad", para ellos es **pasión organizada**.

7.5 La memoria de trabajo: el puente entre el pensamiento y la acción

La memoria de trabajo permite sostener información mientras realizamos una tarea. En el autismo, esta memoria puede fluctuar intensamente. Así, una persona puede:

- Recordar miles de datos, pero olvidar instrucciones verbales.

- Dominar conceptos complejos, pero bloquearse ante tareas con múltiples pasos.
- Necesitar apoyo visual para avanzar.
- Reorganizar mentalmente un proyecto, pero no lograr iniciarlo.

La memoria de trabajo autista funciona por prioridades internas, no por expectativas externas. Muchas personas autistas describen el inicio de tareas como un puente difícil de cruzar.

No es pereza. No es falta de interés. Es un fenómeno neurológico real llamado **inercia autista**, donde el cerebro necesita tiempo para activar el sistema de ejecución. Una vez que empieza, la persona puede trabajar sin descanso durante horas. El reto es *comenzar.*

Las diferencias en funciones ejecutivas afectan la organización del hogar, el trabajo y la productividad, rendimiento escolar, el manejo del tiempo, las responsabilidades familiares, el seguimiento médico, el cuidado personal y las relaciones interpersonales.

Por eso, muchas personas autistas usan: agendas visuales, recordatorios, rutinas fijas, listas detalladas, sistemas sensoriales de regulación, ambientes controlados, tecnología para compensar déficits. Cuando el mundo externo respeta su estilo cognitivo, el desempeño mejora de forma dramática.

7.6 Una nueva mirada hacia la organización autista

Entender las funciones ejecutivas en el autismo implica dejar atrás la narrativa del "déficit" y reemplazarla por una narrativa de diversidad cognitiva.

Implica ver la estructura como una necesidad biológica, la predictibilidad como una herramienta de seguridad, la hiperfocalización como una forma de excelencia, la rigidez como una estrategia de estabilidad, y la planificación como un acto emocional y sensorial.

La mente autista no está desorganizada: tiene otro tipo de orden. Un orden interno que merece comprensión. Un mapa propio que merece respeto. Una forma distinta de ser humano (figura 7).

La rigidez cognitiva autista no es obstinación. Es protección contra un mundo caótico. Es una forma de mantener el control cuando el entorno es impredecible. Es una estrategia de supervivencia.

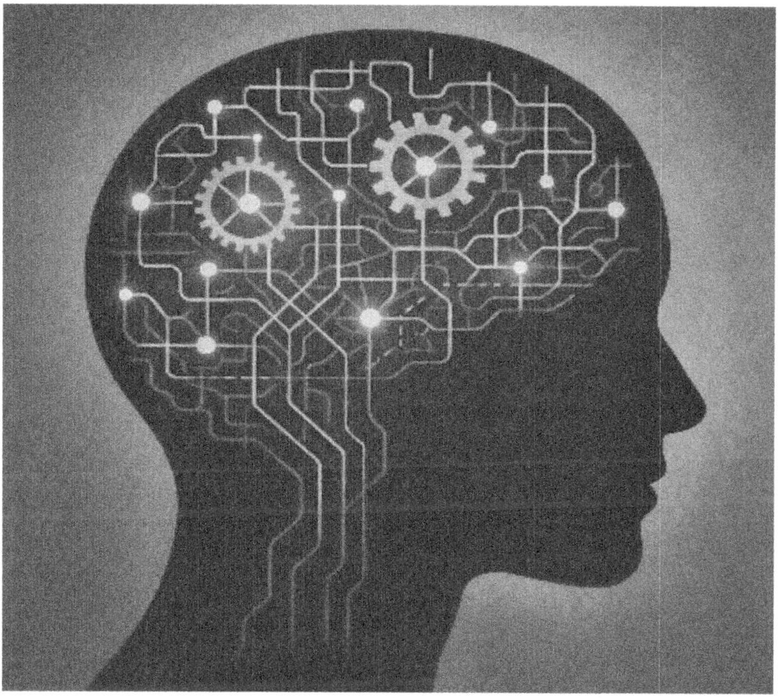

Figura 7. Las funciones ejecutivas en el autismo, una arquitectura cerebral única donde cada conexión sigue un mapa interno propio.

CAPÍTULO 8
Autonomía, aprendizaje y vida diaria: la batalla invisible entre el mundo externo y la organización autista

La vida diaria en el autismo es el resultado de una constante negociación entre el mundo externo y una mente que organiza la realidad bajo reglas propias.

8.1 Introducción

Para comprender verdaderamente a una persona autista no basta con estudiar el cerebro, los sentidos o las emociones. También debemos observar **cómo viven el día a día**: cómo comen, cómo aprenden, cómo trabajan, cómo se visten, cómo descansan, cómo enfrentan la incertidumbre.

La vida diaria es el escenario donde las diferencias autistas se vuelven más visibles y donde, paradójicamente, las fortalezas también brillan con mayor intensidad. La sociedad suele medir la "independencia" con criterios rígidos: levantarse a tiempo, bañarse, completar tareas, graduarse, trabajar, mantener una agenda, sostener rutinas, manejar imprevistos.

Pero para una persona autista, la independencia no es un destino lineal: es una construcción constante, un equilibrio delicado entre su orden interno y un mundo que cambia demasiado rápido, demasiado fuerte y demasiado caótico. La autonomía autista debe entenderse como una forma **diferente**, no deficiente, de relacionarse con la vida.

8.2 La vida diaria como laberinto sensorial y emocional

Para la mayoría de las personas, la vida diaria está llena de "pequeñas cosas" que pasan desapercibidas. Pero para una persona autista, esas pequeñas cosas pueden ser gigantes. Un supermercado puede ser una tormenta sensorial.

Una escuela puede ser un campo minado emocional. Una conversación telefónica puede ser una montaña difícil de escalar. Un cambio de planes puede sentirse como un terremoto interno. Un error en la tarea puede activar una espiral de angustia. Una etiqueta en la ropa puede arruinar todo el día.

Una palabra ambigua puede sonar como un enigma imposible de descifrar. El autismo no se vive en grandes definiciones: se vive en los detalles. En ese semáforo que cambia muy rápido. En ese ruido que nadie más escucha. En esa rutina que se alteró sin aviso. En ese gesto social que no se entendió. En ese cuerpo que reacciona antes que la mente.

8.3 Aprender en el espectro: una mente que sigue sus propias rutas

La educación tradicional fue diseñada para mentes neurotípicas: mirar, escuchar, procesar, responder. Pero la mente autista no siempre sigue ese camino lineal.

Muchos aprenden mejor de forma: visual, lógica, secuencial, kinestésica, autodidacta, profunda y obsesiva, emocionalmente significativa, conectada a intereses especiales, libre de presiones sociales.

He visto a niños autistas que no hablan, pero resuelven rompecabezas complejísimos. He visto adolescentes autistas que no toleran un salón lleno de ruido, pero programan computadoras con precisión quirúrgica. He visto adultos que no pueden sostener una conversación larga, pero crean arte con una sensibilidad extraordinaria.

El aprendizaje autista ocurre cuando el entorno deja de forzar un camino único. Los apoyos deben enfocarse en:

- Reducir estímulos nocivos.
- Ofrecer instrucciones claras.
- Usar materiales visuales.
- Permitir pausas.
- Respetar intereses.

- Evitar presión social excesiva.
- Trabajar en ambientes regulados.

Porque cuando el cerebro autista se siente seguro, su capacidad de aprender es asombrosa.

8.4 La autonomía no es aislamiento

Existe un error común: creer que una persona autista "independiente" es aquella que hace todo sola. Pero la independencia no es ausencia de apoyo: es contar con apoyos adecuados para vivir de manera plena.

Un niño que usa una agenda visual es independiente. Un adolescente que utiliza auriculares antirruido es independiente. Un adulto que organiza su día con alarmas es independiente. Una persona autista que pide ayuda cuando la necesita es más independiente que quien intenta fingir que no la requiere.

La verdadera autonomía es la capacidad de vivir con dignidad, no de cumplir expectativas ajenas.

8.5 Los retos ocultos de la vida diaria

Hay áreas donde las personas autistas pueden experimentar desafíos significativos como en los siguientes ámbitos de la vida cotidiana:

1. **Higiene y autocuidado:** los baños pueden ser sensorialmente intensos: el agua golpea, el jabón huele, la toalla raspa. No es falta de interés: es sobrecarga sensorial.
2. **Alimentación:** hay hipersensibilidad a texturas, olores, temperaturas. Una comida puede sentirse como arena o como fuego. La variedad no siempre es posible; la seguridad sí.
3. **Sueño:** muchos tienen sistemas nerviosos hiperalertas. El descanso es frágil. Las rutinas ayudan. El silencio es medicina.
4. **Tiempos y transiciones:** cambiar de actividad puede ser agotador. No por pereza, sino porque el cerebro necesita reconfigurarse.

5. **Gestión del estrés:** el mundo social es ambiguo, ruidoso, impredecible. El cerebro autista necesita más pausas, más control, más claridad.

Junto a los desafíos coexisten fortalezas extraordinarias: honestidad emocional, lealtad profundas, pensamiento lógico, creatividad intensa, memoria prodigiosa, sensibilidad humana auténtica, hiperfocalización productiva, conexión profunda con intereses, ética personal sólida, pensamientos originales, observación detallada del mundo. La sociedad suele enfocarse en los déficits sin reconocer estos tesoros internos.

La mayor parte del sufrimiento autista no proviene del autismo en sí, sino de ambientes ruidosos, expectativas sociales poco claras, normas implícitas, presión para "ser normal", falta de apoyos sensoriales, modelos educativos rígidos, crítica en vez de acompañamiento, falta de empatía hacia su estilo cognitivo.

Si el mundo se adaptara un poco más, el autismo dejaría de verse como un trastorno y pasaría a verse como una forma distinta —pero válida— de experiencia humana.

8.6 Hacia una autonomía compasiva y realista

La autonomía autista no es un destino al que se llega. Es un camino que se recorre con acompañamiento, paciencia, compasión y herramientas adecuadas. Los objetivos deben ser:

- funcionalidad real,
- bienestar emocional,
- seguridad sensorial,
- regulación afectiva,
- autoestima fortalecida,
- entorno adaptado,
- aceptación plena de la neurodiversidad.

La independencia no se mide en lo que una persona hace sola, sino en lo que puede hacer sin sufrir. La vida autista no es una vida limitada. Es una vida diferente. Una vida que merece ser comprendida. Y, sobre todo, una vida que merece ser celebrada (figura 8).

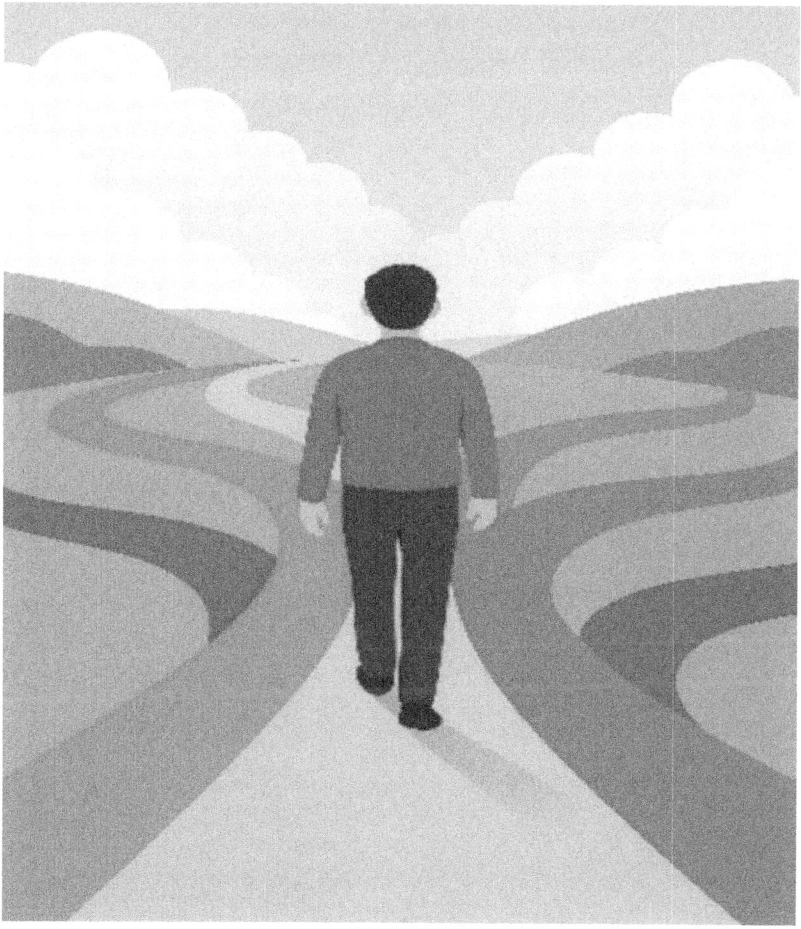

Figura 8. La vida diaria en el autismo representada como un camino que se ramifica en múltiples rutas, lo cual simboliza las diversas formas de autonomía, aprendizaje y adaptación.

CAPÍTULO 9
La ansiedad en el autismo: cuando el mundo es demasiado rápido y demasiado ruidoso

La ansiedad en el autismo emerge cuando un cerebro altamente sensible se enfrenta a un mundo impredecible, rápido y saturado de estímulos que no siempre puede filtrar.

9.1 Introducción

Si hubiera que elegir una emoción que atraviesa de manera transversal la vida de la mayoría de las personas autistas, sería esta: **la ansiedad**. No una ansiedad cualquiera, sino una ansiedad profunda, estructural, casi fisiológica. Una ansiedad que no nace solo del miedo, sino del exceso.

Exceso de luz, exceso de ruido, exceso de estímulos, exceso de información, exceso de ambigüedad social, exceso de expectativas que el mundo no dice en voz alta pero exige igual.

La ansiedad en el autismo no es un "síntoma secundario". Es una experiencia diaria, inmensa y silenciosa. La mente autista vive en un estado de alerta permanente, como si el mundo fuera demasiado impredecible, demasiado incierto, demasiado intenso. Y lo es.

9.2 La hipervigilancia autista: un cerebro que no descansa

Numerosos estudios demuestran que muchas personas autistas presentan una activación crónica de la **amígdala**, la región cerebral encargada de procesar el miedo y las amenazas.

No se trata de una amígdala más "miedosa", sino de una **amígdala hiperconectada**, que detecta peligros donde otros no ven nada. Una puerta que se cierra. Una persona que levanta la voz. Un perfume demasiado fuerte. Un cambio inesperado en la rutina.

Un objeto que no está donde debería. Un gesto social ambiguo. Un plan que se mueve cinco minutos. Todo puede sentirse como una amenaza.

El sistema nervioso autista vive dos o tres segundos más adelante, anticipando, escaneando, previendo. No es paranoia. Es supervivencia.

Las personas autistas presentan, en muchos casos: frecuencia cardíaca elevada ante estímulos mínimos, hipersensibilidad al estrés social, dificultad para volver al equilibrio después de una crisis, respuestas de "lucha, huida o congelación" más intensas, y respuestas exageradas a sonidos o luces, sudoración, temblores o palpitaciones sin causa aparente.

No es que "se alteren por nada". Es que su sistema nervioso interpreta más señales, procesa más información y tarda más en apagarse. El mundo entra sin filtro. Y lo que entra, se queda.

9.3 La ansiedad como consecuencia de la imprevisibilidad

La ansiedad en el autismo crece cuando el mundo deja de ser predecible. El cerebro autista depende del orden. De la anticipación. De saber qué va a pasar. Un cambio mínimo puede sentirse como una avalancha:

- "Hoy no iremos por esa calle".
- "La clase será en otro salón".
- "No vino tu terapeuta".
- "El plan cambió".
- "Hazlo de otra forma."

Para un niño o adulto autista, eso no es un detalle: es un terremoto que sacude todo su sistema nervioso.

La ansiedad social autista: no es timidez, es sobrecarga. Muchos creen equivocadamente que las personas autistas son tímidas. No lo son. **No es timidez: es procesamiento excesivo**. Cada interacción social exige: interpretar expresiones, decodificar intenciones, reconocer ironías, leer tonos de voz, mantener contacto visual, organizar respuestas, controlar movimientos, inhibir autocalmadores, regular emociones y anticipar reacciones.

Para un neurotípico, esto es automático. Para una persona autista, es un trabajo cognitivo agotador. La ansiedad social no es miedo a la gente: es la carga mental de entender un idioma que no tiene reglas claras.

En el autismo, la ansiedad y la sensibilidad sensorial son espejos que se reflejan mutuamente:

- Más estímulo = más ansiedad.
- Más ansiedad = más sensibilidad.
- Más sensibilidad = más sobrecarga.
- Más sobrecarga = colapso emocional o *shutdown*.

Un niño autista tapándose los oídos no está siendo "dramático", sino que se está protegiendo de una tormenta invisible. Un adulto autista que huye de un evento social no es antisocial: está evitando un colapso interno.

9.4 La ansiedad como motor de *meltdowns* y *shutdowns*

Cuando el sistema nervioso autista se satura, puede ocurrir:

1. *Meltdown*

Explosión emocional intensa: gritos, llanto, golpes, huida. No es berrinche. Es desbordamiento.

2. *Shutdown*

Retiro interno: silencio, inmovilidad, incapacidad de responder. No es apatía. Es bloqueo neurológico. Ambos son manifestaciones de ansiedad extrema.

Muchos niños, adolescentes y adultos autistas desarrollan una estrategia agotadora: **enmascararse** (fingir, sonreír, imitar gestos, reprimir movimientos, evitar intereses, forzar contacto visual y disimular sobrecarga). Todo para **parecer neurotípicos**.

El resultado de todo ese esfuerzo se convierte en: ansiedad crónica, depresión, agotamiento mental, disociación, pérdida de identidad, *burnout* autista. Nadie puede actuar toda su vida. El camuflaje cobra un precio emocional altísimo. La ansiedad es casi inherente al espectro por varias razones que se traducen en:

- Cerebro hiperalerta.
- Sensibilidad sensorial aumentada.
- Dificultades en la anticipación.
- Problemas en funciones ejecutivas.
- Exigencias sociales ambiguas.
- Sobreesfuerzo para encajar.
- Experiencias de rechazo.
- Frustración acumulada.
- Miedo a lo imprevisible.

No es una falla emocional. Es una respuesta adaptativa a un mundo diseñado para otros cerebros. Sin embargo, lo que más reduce la ansiedad autista es: claridad, estructura, anticipación, comprensión, reducción de estímulos, descansos sensoriales, comunicación concreta, ambientes seguros, aceptación plena, rutinas predecibles y acompañamiento sin juicio.

En terapia, funcionan: terapia cognitivo conductual adaptada al autismo, *mindfulness* sensorial (no verbal), terapia ocupacional, integración sensorial, apoyos emocionales concretos, regulación externa, espacios tranquilos. La clave es esta: el mundo debe aprender el idioma autista, no al revés.

9.5 Una nueva mirada

La ansiedad en el autismo no es debilidad. Es un sistema nervioso poderoso que siente demasiado. Es una mente que capta lo que otros ignoran. Es un alma que vive sin filtros.

La solución no está en "cambiar" al autista, sino en suavizar el mundo. Aceptar sus ritmos. Respetar su orden interno. Comprender su sensibilidad. Acompañar su vulnerabilidad. Celebrar su manera única de sentir.

Porque donde muchos ven ansiedad, hay un corazón que lucha con valentía. Un sistema nervioso que hace lo posible por sobrevivir. Una persona que merece un mundo más amable (figura 9).

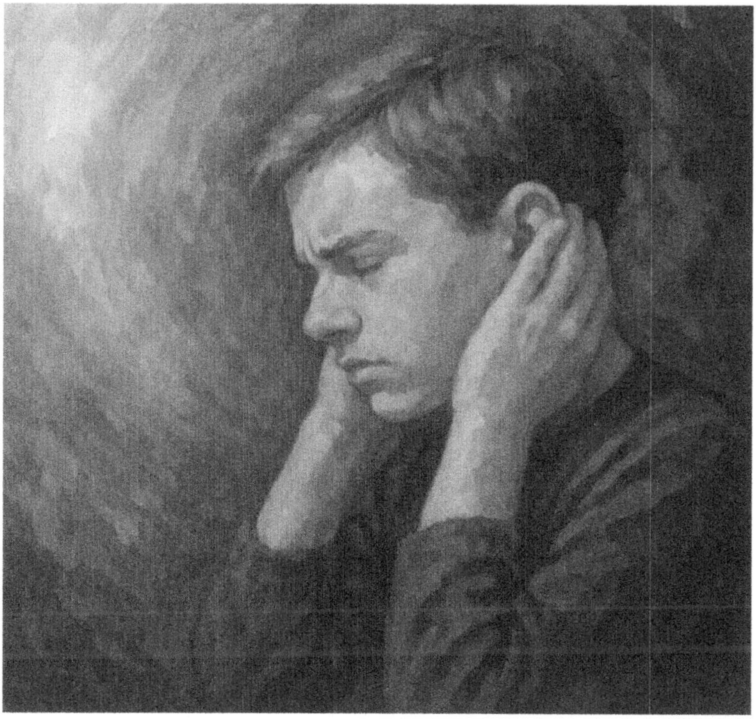

Figura 9. La ansiedad autista representada como un sistema nervioso hiperalerta que intenta protegerse de un mundo demasiado intenso.

CAPÍTULO 10
El mundo a través de otros sentidos: hipersensibilidad, filtros sensoriales y la experiencia autista del universo

El autismo implica una reorganización de los filtros sensoriales, donde el cerebro no atenúa el mundo, sino que lo percibe con una intensidad que transforma cada estímulo en una experiencia profunda.

10.1 Introducción

Si el autismo pudiera explicarse con una sola frase, quizás sería esta: "**El mundo entra demasiado**". Demasiado fuerte, demasiado rápido, demasiado brillante, demasiado impredecible. La experiencia sensorial autista no es un adorno del diagnóstico: es el corazón mismo del espectro.

Los sentidos —vista, oído, tacto, olfato, gusto— no funcionan como simples receptores.

Son antenas amplificadas que captan lo que otros no sienten. Son puertas abiertas a un universo que nadie más percibe con tanta intensidad.

10.2 Las puertas abiertas del sistema sensorial

En la mayoría de las personas, el cerebro filtra, regula y organiza la información sensorial, dejando pasar solo lo esencial. Pero en la persona autista, **los filtros pueden funcionar de forma distinta**:

- Algunos dejan pasar demasiado.
- Otros bloquean demasiado.
- Otros cambian día a día.

No es un error. Es un sistema neurológico que trabaja en una frecuencia diferente. Esto explica por qué una luz fluorescente puede sentirse como una explosión, por qué una etiqueta en la ropa puede ser insoportable, por qué un sonido leve puede atravesar el cuerpo como electricidad, por qué una textura alimentaria puede provocar náusea inmediata, por qué una multitud puede sentirse como un huracán.

10.3 Hipersensibilidad e hiposensibilidad

Muchos autistas presentan **hipersensibilidad**, una respuesta exagerada a estímulos que para otros son neutros.

Vista: luces muy brillantes, colores intensos, pantallas saturadas, reflejos inesperados, movimientos rápidos que generan tensión.

Oído: sirenas, risas fuertes, música alta, cafeterías llenas, máquinas, ladridos, el simple "clic" de un bolígrafo repetido. El sonido no "molesta": lastima.

Tacto: etiquetas de ropa, costuras, texturas arenosas, contacto físico inesperado y temperatura extrema. No es rechazo social: es dolor táctil.

Olfato: perfumes, productos de limpieza, comida mezclada y ambientes cerrados.

Gusto: texturas, mezclas, temperaturas y limentos "inconsistentes".

En otros casos, el sistema sensorial funciona al extremo opuesto: **hiposensibilidad**. El cuerpo parece no registrar estímulos que para otros son fuertes: golpes leves que no duelen, búsqueda constante de movimiento, necesidad de presión profundas, dificultad para notar frío o calor y necesidad de tocar texturas o objetos.

Esto explica conductas como: saltar, columpiarse sin parar, presionar objeto, chocar contra superficies o buscar contacto físico intenso. No es conducta inadecuada. Es regulación neurológica.

10.4 La sobrecarga sensorial: el punto de ruptura

Cuando el cerebro autista recibe demasiada información sin poder procesarla, aparece la **sobrecarga sensorial**.

Es un fenómeno devastador. No es irritación. No es berrinche. No es falta de tolerancia.

Es un colapso neurológico donde los sonidos se mezclan, las luces parpadean más fuerte, el cuerpo pierde control, la mente intenta protegerse, aparece la necesidad urgente de huir, taparse o colapsar.

De la sobrecarga pueden surgir *meltdowns* (explosión emocional para liberar tensión interna) o *shutdowns* (desconexión total para sobrevivir al exceso). Ambos son mecanismos de protección, no de desobediencia.

10.5 El cerebro sensorial autista: una neurociencia diferente

Las neuroimágenes muestran diferencias claras en:

- corteza somatosensorial.
- ínsula (conciencia interna).
- cerebelo (coordinación sensorial y motriz).
- sistema límbico (emociones + sensaciones).
- red de saliencia (¿qué estímulos priorizar?).

Estas diferencias generan mayor activación ante estímulos leves, menor habituación, procesamiento simultáneo de demasiados detalles, dificultades en filtrar ruido del entorno, respuestas emocionales intensas a estímulos sensoriales o ansiedad ligada al ambiente. El mundo sensorial autista no es un error del cerebro: es otra forma de percibir el universo.

10.6 La experiencia sensorial como identidad

Muchos autistas describen su mundo sensorial de formas poéticas: "Veo colores dentro de los sonidos", "escucho luces", "siento la música en mis huesos", "el viento me hace cosquillas por dentro", "la ropa me grita", "todo viene al mismo tiempo". El mundo autista es sinestésico, vibrante, complejo. Un mundo donde los sentidos hablan más fuerte que las palabras.

Las diferencias sensoriales influyen en la alimentación, la vestimenta, la tolerancia al cambio, las relaciones sociales, rendimiento escolar, el comportamiento, el sueño, la regulación emocional, los hábitos, el trabajo y la movilidad. Nada en la vida está libre de sensaciones. Por eso el autismo está en todo.

Las intervenciones sensoriales efectivas incluyen:

- Terapia ocupacional.
- Integración sensorial.
- Cuartos sensoriales.
- Iluminación calibrada.
- Auriculares canceladores.
- Horarios tranquilos.
- Espacios predecibles.
- Materiales visuales.
- Texturas toleradas.
- Presiones profundas.
- Ambientes regulados.
- Objetos de autocalma.

El objetivo no es "endurecer" al niño o adulto, sino **calibrar el entorno** para que su sistema nervioso pueda funcionar sin dolor. El mundo debe ajustarse al cerebro autista, no al revés.

10.7 Una nueva mirada

El universo sensorial autista no es un problema: es una forma distinta de estar vivo. Una forma que siente el mundo con intensidad luminosa. Una forma que capta detalles invisibles. Una forma que trae sensibilidad donde otros llevan prisa. Una forma que merece comprensión, respeto y adaptación.

Detrás de cada sobrecarga sensorial hay una persona intentando sobrevivir. Detrás de cada rechazo a un alimento hay un cuerpo defendiendo su equilibrio. Detrás de cada *meltdown* hay un sistema nervioso sobrecargado. Detrás de cada petición de silencio hay un alma intentando respirar.

El mundo sería más humano si escuchara los sentidos autistas. Porque ellos ven lo que otros no ven. Sienten lo que otros no sienten. Y nos recuerdan que la sensibilidad es también una forma de sabiduría (figura 10).

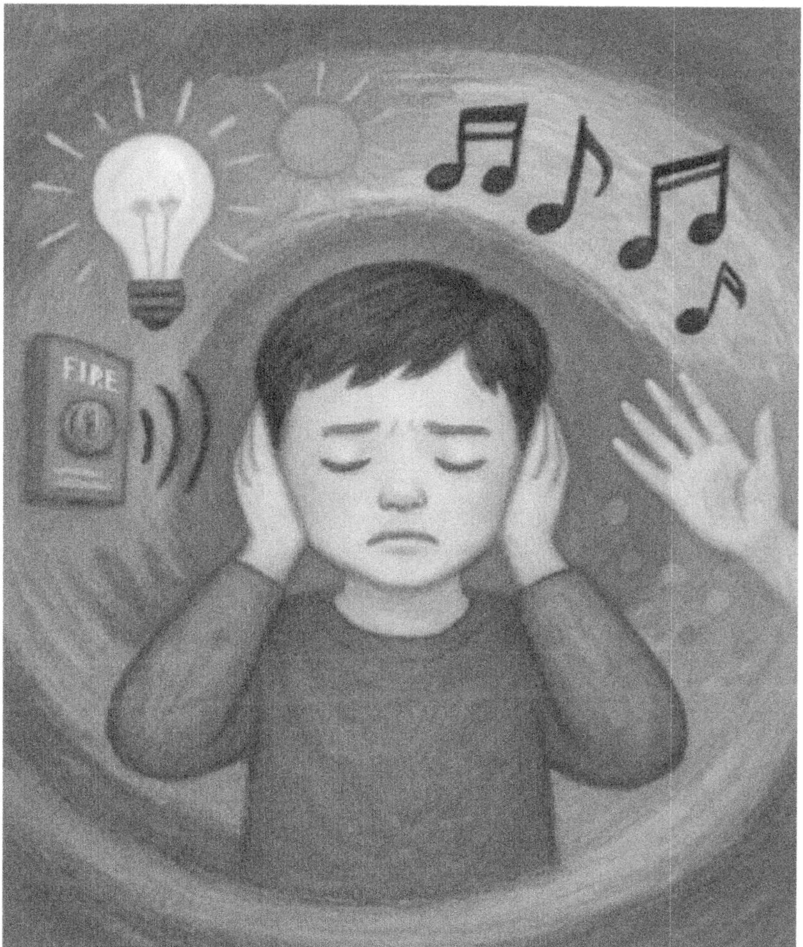

Figura 10. La hipersensibilidad sensorial en el autismo, donde cada luz, sonido y movimiento llega con una intensidad que el mundo neurotípico no percibe.

PARTE III.
LENGUAJE, PENSAMIENTO, EMPATÍA E IDENTIDAD

CAPÍTULO 11
El lenguaje autista: cuando la comunicación no es verbal, sino vibracional, sensorial, honesta y profundamente humana

El lenguaje autista no desaparece: se transforma en un sistema comunicativo donde lo sensorial, lo corporal y lo emocional adquieren el valor de una forma profunda de expresión humana.

11.1 Introducción

El mundo ha cometido un error durante décadas: ha creído que el silencio es ausencia. Ha confundido la falta de palabras con la falta de intención. Ha interpretado la diferencia como carencia. Pero el autismo nos desafía a comprender algo más profundo: **comunicar no es solo hablar**.

El verdadero lenguaje no siempre sale de la boca. A veces sale del cuerpo. A veces de los ojos. A veces del ritmo de la respiración. A veces de la forma en que alguien se balancea para calmar su alma.

A veces de la manera en que se repiten palabras como anclas para ordenar el mundo. El lenguaje autista existe. Es real. Es complejo. Es hermoso. Y merece ser escuchado.

11.2 El mito de "no se comunica": una herida histórica

Durante años los manuales de psiquiatría describieron al autismo como un "trastorno de la comunicación". Pero en realidad, lo que ocurría era otra cosa: **el mundo no sabía leer el idioma autista**.

Muchos niños y adultos dentro del espectro sí se comunican, sí expresan emociones, sí transmiten necesidades, sí buscan conexión. Pero lo hacen de formas distintas: con movimientos, con objetos, con gestos, con silencios, con ecolalia, con patrones repetitivos, con dibujos, con música, con lógica, con retinas, con miradas fugaces, con presencia constante, con ausencia temporal para regularse. No es que no se comuniquen. Es que el mundo habla otro idioma.

Para comprender el lenguaje autista, hay que dejar de buscar palabras y empezar a buscar señales. El cuerpo autista habla cuando un niño camina en círculos para pensar, cuando una adolescente baja la mirada para no sobrecargarse, cuando un adulto se balancea para regular la ansiedad, cuando alguien usa un objeto favorito como puente o cuando se repite una frase para mantener el control interno.

El mundo interpreta estas conductas como "extrañas", "inadecuadas", "disruptivas". Pero en realidad son autorregulación, comunicación emocional, búsqueda de seguridad, expresión de sobrecarga, petición de espacio, conexión con su identidad. El cuerpo es una carta abierta. Solo hace falta aprender a leerla.

11.3 La ecolalia: el idioma invisible

La ecolalia —repetir palabras o frases— es una de las formas más profundas de comunicación en el autismo. No es falta de creatividad. No es "hablar sin sentido". Por el contrario, es una forma de procesar el lenguaje, una estrategia para aprender, un puente emocional, una manera de pedir algo, una forma de autorregularse, un lenguaje interno convertido en eco.

Un niño puede repetir: "¿Quieres jugo?" para decir: "Quiero jugo". O reiterar una frase de una película para expresar emoción, miedo o alegría. La ecolalia es inteligencia lingüística. Es poesía neurológica. Es comunicación cifrada.

En el mundo neurotípico, el silencio incomoda. En el mundo autista, el silencio organiza. Un silencio puede significar: "Estoy pensando", "estoy sobrecargado", "estoy procesando tus palabras", "estoy respirando", "no sé cómo responder aún", "me importa lo que dices, pero necesito tiempo". El silencio no es ausencia. Es tiempo. Es estructura. Es respeto interno.

Otro error clásico es creer que una persona autista evita el contacto visual porque no le interesa el otro. Nada más lejos de la verdad. El contacto visual puede ser demasiado intenso, sensorialmente invasivo, emocionalmente abrumador, difícil de sostener mientras se procesa información. Mirar menos no significa sentir menos. Significa sentir demasiado. La mirada autista no huye: se protege.

Muchos autistas encuentran en otras formas de expresión un verdadero hogar, como por ejemplo: dibujos, códigos, notas musicales, poemas, listas, mapas, símbolos, gráficos, programación, diseño digital, escritura espontánea, teatro interior.

He visto niños que no hablan, pero dibujan ciudades enteras. Adolescentes que no participan en clase, pero escriben historias con sensibilidad extraordinaria. Adultos que no explican sus emociones, pero las convierten en música. El lenguaje autista florece cuando se le permite elegir su forma.

La mayoría de las personas autistas tienen un rasgo comunicativo precioso: **la honestidad absoluta**. No dicen lo que "conviene". Dicen la verdad. No disfrazan emociones. No manipulan. No esconden intenciones. Es una forma de comunicación transparente, ética y luminosa. Una forma que la sociedad debería admirar, no criticar.

Para muchas personas autistas, la comunicación aumentativa y alternativa es una liberación: tablets, pictogramas, teclados, aplicaciones conversacionales, tarjetas visuales, sistemas de comunicación por intercambio de imágenes, comunicación escrita. Estas herramientas no "reemplazan" el lenguaje sino que lo liberan.

Un niño que usa pictogramas sí está comunicando. Un adulto que escribe en lugar de hablar sí se está expresando. Una persona no verbal no es una persona sin voz. La voz está. Solo toma otra forma.

Interpretar el lenguaje autista requiere paciencia, sensibilidad, apertura, observación profunda, silencio respetuoso, ausencia de prejuicio y curiosidad humana. La comunicación autista es un regalo. Un lenguaje que existe más allá de lo obvio. Un idioma secreto lleno de coherencia, pureza y significado.

El mundo neurotípico debe aprender a escuchar con los ojos, a percibir con el corazón, a traducir sin obligar a cambiar. Comprender el lenguaje autista es comprender a la persona. Y comprender a la persona es, en esencia, un acto de amor (figura 11).

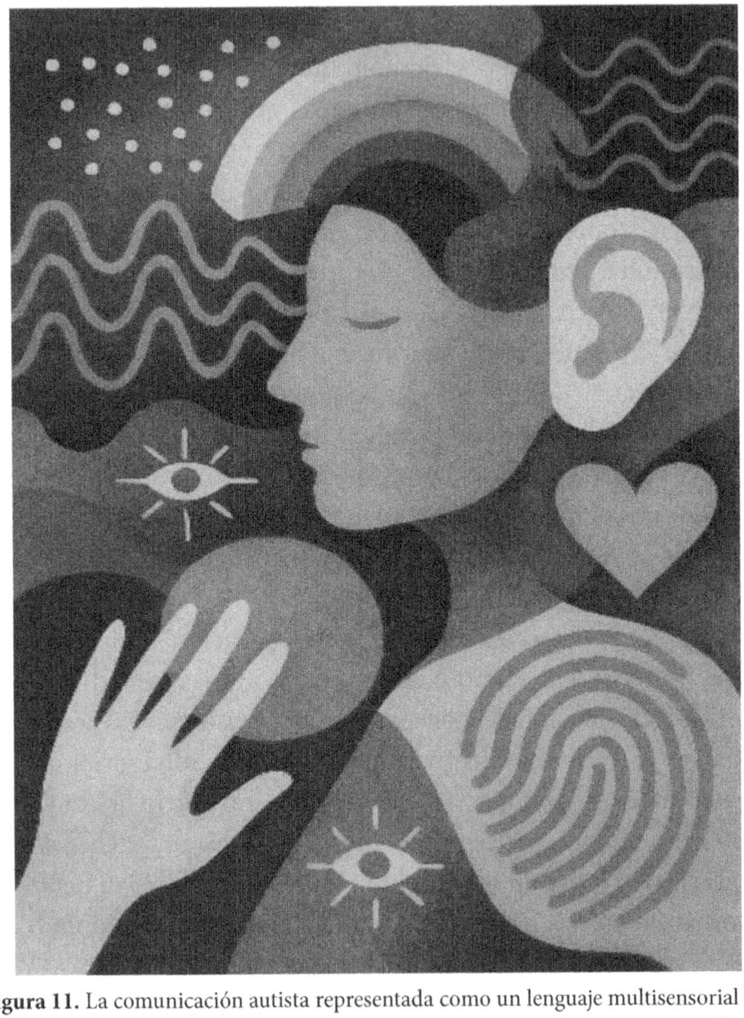

Figura 11. La comunicación autista representada como un lenguaje multisensorial que fluye más allá de las palabras, expresándose a través del cuerpo, la percepción y la presencia.

CAPÍTULO 12
El pensamiento autista: una lógica propia, una belleza oculta y un universo interno que no se parece a ningún otro

En el autismo, el pensamiento no sigue las rutas convencionales, sino que se organiza en patrones propios donde la lógica, la percepción y la sensibilidad crean un universo interno singular.

12.1 Introducción

Si pudiéramos entrar en la mente de una persona autista, el mundo jamás volvería a parecernos simple. Nos encontraríamos con patrones ocultos que otros no ven, detalles minúsculos convertidos en catedrales completas, asociaciones inesperadas, pensamientos visuales enormes, intuiciones matemáticas, estructuras lógicas perfectas, palabras que se convierten en imágenes, pensamientos que no viajan en línea recta, sino en espiral y una sensibilidad intelectual que rompe moldes.

La mente autista no es lenta ni rígida. Es profunda, original y distinta. El problema nunca fue la capacidad cognitiva; el problema fue que el mundo insistió en medir esa capacidad con reglas diseñadas para otros cerebros.

12.2 El mito del "pensamiento rígido"

Durante años se ha dicho que la persona autista "tiene rigidez cognitiva". Pero muchos estudios actuales revelan algo revolucionario: el **pensamiento autista no es rígido: es específico. No es inflexible: es detallado. No es limitado: es altamente focalizado.**

La mente autista no salta rápidamente entre ideas superficiales. Se queda, profundiza, excava, analiza, descompone, reconstruye. Lo que otros olvidan en segundos, el autista lo estudia como si fuera un universo entero. Esa profundidad no es defecto; es una forma de inteligencia.

La zoóloga y profesora estadounidense Temple Grandin, una de las voces más importantes que ha hablado públicamente de su autismo, describió su mente así: "No pienso en palabras. Pienso en imágenes. Para mí, cada idea es una película completa".

Muchos autistas comparten esta experiencia: piensan visualmente, sienten ideas como formas, recuerdan con precisión fotográfica, resuelven problemas espaciales intuitivamente o experimentan el lenguaje de forma sensorial. El pensamiento visual autista es intenso, cinematográfico, tridimensional. No es una limitación. Es un superpoder cognitivo.

Otros autistas no piensan en imágenes, sino en **patrones**. Pueden ver simetrías, ritmos, secuencias, repeticiones, fractales, estructuras matemáticas o conexiones invisibles. Es un tipo de pensamiento extraordinariamente útil en música, programación, ingeniería, robótica, arquitectura, diseño y análisis de datos. El cerebro neurotípico ve "cosas". El cerebro autista ve **relaciones**.

Una de las características más fascinantes del pensamiento autista es la atención al detalle. Pero no un detalle superficial, sino uno que se convierte en arte. Una persona autista puede detectar un error minúsculo en un texto, recordar una conversación palabra por palabra, notar un cambio de luz imperceptible, reconocer patrones emocionales en alguien querido, detectar inconsistencias lógicas o conservar datos históricos, científicas y técnicas. Esta precisión no es obsesión: es claridad cognitiva.

12.3 El pensamiento original: una mente que no copia

Las personas autistas no piensan para complacer. Piensan para comprender. Suelen tener ideas que rompen normas, que desafían convenciones, que proponen caminos nuevos. Muchos de los grandes genios de la historia muestran rasgos consistentes con lo que hoy llamamos espectro autista.

Por ejemplo, Mozart, Newton, Tesla, Emily Dickinson, Glenn Gould, Stanley Kubrick y Alan Turing. No porque fueran "raros", sino porque pensaban distinto. El mundo cambia gracias a quienes se atreven a pensar en otra dirección.

Lo que muchos llaman "obsesión", en realidad es **profundidad intelectual**. Cuando a una persona autista le interesa un tema lo estudia sin descanso, domina detalles que otros ignoran, conecta ideas con precisión asombrosa, avanza más rápido que quienes saltan entre temas y transforma ese interés en conocimiento real. Este fenómeno, la hiperfocalización, es una de las fuerzas cognitivas más poderosas del espectro.

Muchos autistas poseen una ética personal sólida, lógica, coherente. No toleran la hipocresía. No comprenden las reglas sociales implícitas. No entienden por qué la gente dice una cosa y hace otra. Su pensamiento moral suele ser directo, consistente, honesto y transparente. Para ellos, la verdad no es negociable. La coherencia no es opcional. La autenticidad es la regla.

Cuando un autista interpreta el lenguaje literalmente no es ingenuidad, no es torpeza, no es falta de humor. Es una forma precisa de procesar el mundo. El doble sentido, la ironía, las metáforas sociales requieren una decodificación adicional. Pero cuando se entienden, se entienden profundamente. El pensamiento literal es claridad, no limitación.

La creatividad autista no es caótica; es estructurada, simbólica, profunda. Se expresa en música compleja, poesía introspectiva, arte geométrico o hiperrealista, invenciones técnicas, mundos imaginarios completes, innovación científica, originalidad narrativa y humor inesperadamente sofisticado. La creatividad autista es lógica y emocional al mismo tiempo, una combinación poco común.

Pensar distinto tiene costo: incomprensión social, frustración, exigencias externas ilógicas, *burnout*, exigencias de "normalidad", críticas, soledad, enmascaramiento y sobrecarga mental.

Pero también tiene belleza. La belleza de ver lo que otros no ven. La belleza de construir mundos internos propios. La belleza de pensar con profundidad genuina.

El pensamiento autista es uno de los regalos más grandes de la neurodiversidad humana. Un pensamiento sincere, profundo, original, exacto, creativo, matemático, artístico, sensorial, ético, visual y no lineal.

Un pensamiento que no debe ser corregido, sino comprendido. No debe ser reprimido, sino cultivado. No debe ser llamado "déficit", sino **diversidad cognitiva**. La sociedad necesita mentes que piensen distinto. Mentes que no sigan el camino marcado. Mentes que cuestionen lo establecido. Mentes que no tengan miedo a la verdad. Y esas mentes, muchas veces, son autistas (figura 12).

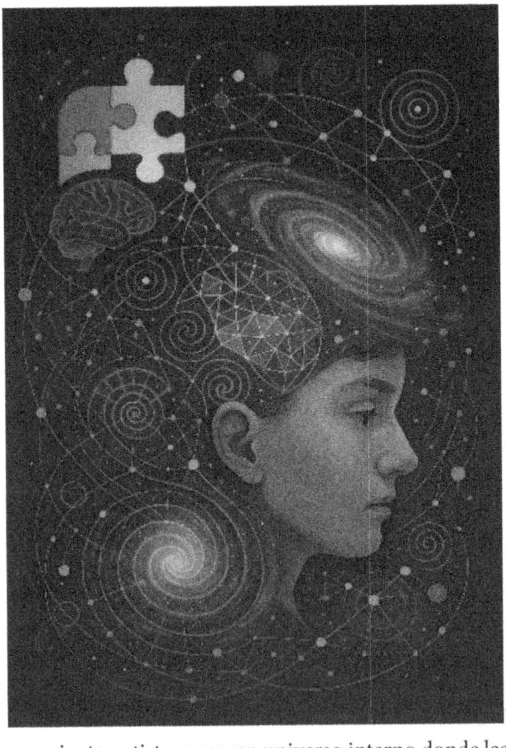

Figura 12. El pensamiento autista como un universo interno donde las ideas se organizan en patrones, galaxias y conexiones que revelan una inteligencia excepcionalmente profunda.

CAPÍTULO 13
El mundo social autista: teoría de la mente, empatía, vinculación y una forma única de comprender a los demás

El mundo social autista no carece de empatía, sino que la expresa a través de códigos distintos, donde comprender al otro requiere traducir más que interpretar.

13.1 Introducción

Durante décadas la sociedad sostuvo un error doloroso: que las personas autistas "carecen de empatía", que "no entienden a los demás", que "no pueden leer emociones". Estas ideas fueron tan repetidas que se volvieron dogma.

Pero la ciencia moderna ha demostrado algo radicalmente distinto: **las personas autistas sí tienen empatía** —pero la experimentan y expresan de manera diferente— y **sí comprenden a los demás**, aunque a veces lo hacen siguiendo rutas neurológicas distintas. El mundo social del autismo no es ausencia. Es diferencia. Es complejidad. Es profundidad.

13.2 La teoría de la mente: un camino diferente, no ausente

La teoría de la mente es la capacidad de inferir lo que otra persona piensa, siente o quiere. Los manuales antiguos afirmaban que en el autismo esta capacidad estaba "fallada". Hoy sabemos que eso no es verdad.

En realidad las personas autistas sí tienen teoría de la mente, sí pueden comprender los estados mentales de otros, sí pueden leer emociones y sí captan sutilezas, pero de otra manera. Lo que cambia es **cómo** se procesa la información social: los neurotípicos lo hacen de manera automática. Los autistas, de forma consciente, analítica, deliberada. No es una ausencia. Es un camino más largo, más reflexivo y más profundo.

Pocas ideas han hecho tanto daño como esta: "los autistas no sienten empatía". Es falso. Muchos autistas sienten **más** empatía que la mayoría. La sienten intensa, cruda, desbordante, corporal, sensorial o difícil de regular.

Es lo que algunos investigadores llaman: **hiperempatía autista**. Cuando un amigo está triste, la persona autista puede sentir el dolor de manera casi física. Cuando un animal sufre, el impacto emocional puede ser devastador. Cuando hay injusticia, la reacción puede ser profunda e incontenible. La empatía autista existe. Es real. Es inmensa. Solo que no siempre se expresa con las normas sociales neurotípicas.

El sociólogo Damian Milton propuso una teoría que cambió el paradigma: **el problema de empatía no es unilateral**, sino de ambas partes. Neurotípicos y autistas tienen formas **distintas** de comunicarse, interpretar gestos, usar el lenguaje y leer señales sociales.

Cuando estas dos formas se cruzan, puede haber malentendidos… pero no por defecto, sino por diferencias recíprocas. Es lo que se llama: **la teoría de la doble empatía**. No es que el autista no entienda al neurotípico. Es que tampoco el neurotípico entiende al autista. Ambos hablan idiomas distintos. Ambos interpretan el mundo de maneras diferentes. Ambos deben aprender a traducirse.

13.3 La empatía cognitiva *versus* la empatía emocional

En el campo social existen dos tipos de empatía:

- **Empatía cognitiva:** entender lo que otra persona piensa.
- **Empatía emocional:** sentir lo que otra persona siente.

Muchos autistas tienen empatía emocional elevada, empatía cognitiva diferente, más analítica, mayor sensibilidad al sufrimiento ajeno, más dificultad con sutilezas sociales implícitas, menor tolerancia a la injusticia, respuestas emocionales intensas y profundas. Cuando la empatía es tan grande que desborda, puede manifestarse como ansiedad, colapso emocional, necesidad urgente de retirarse, sobrecarga sensorial y *shutdown*.

La sociedad interpreta eso como frialdad. En realidad es lo contrario: es **sensibilidad extrema**. Muchos autistas no miran directamente a los ojos, pero eso no significa que no puedan leer emociones.

De hecho, diversos estudios muestran que las personas autistas pueden: decodificar emociones si se les permite mirar la boca, la postura o el contexto, interpretar el tono de voz de forma lógica, identificar patrones emocionales repetidos, captar microdetalles que los demás pasan por alto y entender la intención real mejor que quienes se dejan llevar por lo superficial. No faltan habilidades. Faltan espacios para expresarlas.

Las personas autistas no establecen vínculos superficiales. No fingen interés. No participan en conversaciones vacías para llenar silencios. Cuando conectan, conectan de verdad. Su forma de vincularse es auténtica, intensa, fiel, leal, emocionalmente profunda. No buscan "más amigos". Buscan **relaciones reales**. No necesitan grupos. Necesitan **seguridad emocional**.

Una amistad autista puede ser silenciosa, lógica, centrada en intereses compartidos, basada en la confianza absoluta, libre de manipulaciones y profundamente honesta.

Algunos necesitan rutinas para relacionarse. Otros necesitan claridad. Muchos demandan más tiempo para abrirse. Pero cuando lo hacen, sus amistades son sólidas, cuidadosas, profundas y verdaderas.

Las neuroimágenes muestran que la percepción social autista activa rutas cerebrales distintas:

- Menos automatización en la corteza prefrontal.
- Más procesamiento en áreas visuales y sensoriales.
- Mayor enfoque en detalles del entorno.
- Menor dependencia de señales sociales ambiguas.
- Estrategias cognitivas alternativas para inferir estados mentales.

No es que "no puedan". Es que usan otro camino neurológico. Y muchas veces, ese camino es más preciso.

Vivir en un mundo que no comprende tu forma de conectar socialmente tiene consecuencias: ansiedad social, enmascaramiento, retraimiento, culpa, *burnout*, miedo al juicio, fatiga social extrema o experiencias de rechazo.

La sociedad etiqueta como "falta de habilidades" lo que en realidad es **falta de adaptación del entorno**. Comprender la vida social en el autismo no es corregir. Es traducir. Es reconocer que existen otras formas de amar, de empatizar, de comunicar, de sentir y de relacionarse.

El mundo social autista es honesto, profundo, selectivo, lógico, emocional, sensible, auténtico y humano. No es menos. Es distinto. Y en esa diferencia hay belleza (figura 13).

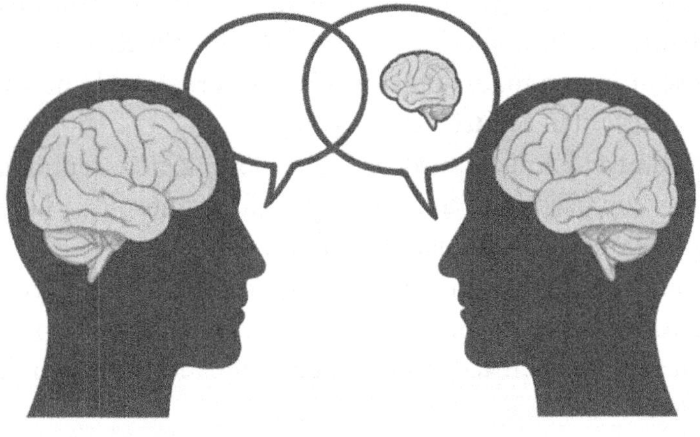

Figura 13. La teoría de la mente representada como dos mentes que intentan comprenderse desde rutas distintas, lo que refleja la complejidad del mundo social autista.

PARTE IV.
DIAGNÓSTICO, CLÍNICA Y EVALUACIÓN

CAPÍTULO 14
El enmascaramiento autista: cuando ser uno mismo cuesta demasiado y el mundo exige disfrazarse para sobrevivir

En el autismo el enmascaramiento no es falsedad, sino una estrategia de supervivencia donde la identidad se oculta para poder habitar un mundo que no siempre comprende la diferencia.

14.1 Introducción

Si existiera un concepto capaz de explicar el sufrimiento silencioso de millones de personas autistas en el mundo, sería este: **el enmascaramiento.** Un fenómeno devastador, invisible, crónico. Una estrategia de supervivencia social que no nace del deseo de encajar, sino del miedo a ser rechazado, juzgado o herido. Una conducta que no surge por comodidad, sino por necesidad.

La mayoría de las personas neurotípicas jamás sabrá lo que significa fingir ser otra persona durante horas, días, años. Pero una persona autista sí lo sabe.

14.2 ¿Qué es el enmascaramiento?

Es el acto, consciente o inconsciente, de ocultar la identidad autista para adaptarse al mundo. Incluye:

- Imitar gestos y tonos de voz.
- Obligarse a mantener contacto visual.
- Reprimir movimientos calmantes (*stimming*).
- Copiar expresiones sociales.
- Seguir reglas implícitas que no se comprenden.
- Memorizar guiones de conversación.
- Disfrazar intereses intensos.
- Ocultar la sobrecarga sensorial.
- Aparentar seguridad mientras se está colapsando por dentro.

El enmascaramiento no es "aprendizaje social". Es un mecanismo de defensa. Una armadura emocional. **Aparece** porque el mundo exige normalidad, porque la diferencia se castiga, porque la espontaneidad autista ha sido históricamente ridiculizada, corregida o ignorada. Porque ser uno mismo, tal cual, puede traer consecuencias: aislamiento, burlas, rechazo, incomprensión, exclusión laboral, conflictos escolares, discriminación o abuso.

Ante ese riesgo, el cerebro aprende a protegerse, a esconder lo que es, a parecer neurotípico aunque no lo sea. El enmascaramiento prolongado no es sostenible. Genera un desgaste profundo:

- Agotamiento extremo.
- Ansiedad severa.
- Depresión.
- Pérdida de identidad.
- Daño en la autoestima.
- Colapsos periódicos.
- *Burnout* autista.
- Dificultad para regular emociones.
- Sensación de vida falsa o artificial.

Muchos describen este dolor como: "Estoy actuando un personaje", "no sé quién soy si dejo de fingir", "mi vida es un teatro constante", "si me relajo un segundo, me descubren". El enmascaramiento consume energía identitaria. Agota el alma. Cuando el enmascaramiento y el sobreesfuerzo se mantienen durante años, aparece un fenómeno devastador: **el *burnout* autista.**

Es un agotamiento físico, mental y emocional, en el cual las habilidades sociales colapsan, los sentidos se vuelven insoportables, las tareas básicas cuestan el doble, el cuerpo se siente sin energía, la persona pierde tolerancia a los estímulos, aparecen *shutdowns* frecuentes, surge apatía o desesperanza y las demandas de la vida superan la capacidad de respuesta.

No es pereza. No es desmotivación. Es un apagón del sistema neurológico. Un grito silencioso de "no puedo más".

14.3 El enmascaramiento en niños, adolescentes y adultos

Muchos niños autistas aprenden desde temprano que sus conductas no son comprendidas: "No te balancees", "mira a los ojos", "no seas raro", "no hables de eso todo el tiempo", "compórtate como los demás".

Y comienzan a esconder su forma natural de jugar, de regularse, sus fascinaciones, sus modos de hablar y sus necesidades sensoriales. Un niño que enmascara no está aprendiendo. Está sobreviviendo. Y nadie debería tener que sobrevivir su propia infancia.

Los adultos autistas, especialmente los no diagnosticados, suelen llevar décadas enmascarando. Suelen sobresalir en el trabajo, los estudios, el perfeccionismo, la responsabilidad, la hiperproductividad y el autocontrol extremo. Pero pagan un precio altísimo: colapsos al llegar a casa, aislamiento social, relaciones afectivas difíciles, agotamiento constante, sensación de desconexión interna, dificultad para sentir placer o calma. Son personas admiradas por fuera y profundamente cansadas por dentro.

Las mujeres y niñas autistas suelen enmascarar más que los hombres debido a:

- Mayores expectativas sociales.
- Presión para ser "agradables".
- Imitación de roles femeninos.
- Juicios más severos ante la diferencia.

Por eso el diagnóstico en mujeres suele retrasarse. Porque son excelentes actrices... aunque por dentro estén rotas de cansancio.

¿Se puede vivir sin enmascararse? Sí. Pero no depende solo de la persona autista. Depende del entorno. Para que alguien pueda quitarse la máscara necesita comprensión, aceptación, ambientes sensorialmente seguros, conexiones honestas, rutinas claras, respeto a su forma de comunicar, eliminación de juicios y espacios sin presión social. Solo así podrán atreverse a mostrarse como son.

Cuando una persona autista empieza a dejar de enmascarar respira mejor, duerme mejor, siente menos ansiedad, explora intereses sin culpa, se expresa sin miedo, descubre su verdadera voz, siente que pertenece, se reconoce a sí misma. Es un renacimiento interior. Una reconciliación con la esencia. Una vuelta a casa.

El futuro del autismo no está en enseñar a las personas autistas a actuar. Está en enseñar al mundo a comprender. Dejar de pedirles que finjan. Dejar de exigir que oculten lo que son. Dejar de confundir cortesía con silencio, normalidad con salud, y camuflaje con adaptación.

La autenticidad autista no es un problema social. Es una fuente de verdad emocional. Es una forma pura de existir. Es una manera honesta de estar en el mundo. El mundo necesita menos máscaras y más humanidad (figura 14).

Figura 14. El enmascaramiento autista representado como un conjunto de máscaras emocionales que rodean la identidad verdadera, lo que muestra el esfuerzo interno por adaptarse a un mundo que no siempre comprende.

CAPÍTULO 15
Los intereses profundos: puertas a un mundo interior, motor del aprendizaje y tesoro oculto del autismo

Los intereses en el autismo no limitan la mente, la estructuran, convirtiéndose en puertas de entrada a un universo interno donde el conocimiento, la emoción y la identidad se entrelazan.

15.1 Introducción

Si existe un rasgo que une a personas autistas de todas las edades, culturas y niveles de lenguaje, es este: **la presencia de intereses profundos, intensos, absorbentes, apasionados**.

A veces se les llama *special interests*, otras veces "hiperfocos", otras "fascinaciones", pero en la realidad humana significan algo más profundo: **son un refugio, una brújula y una forma de amar el mundo con intensidad.**

Un niño que memoriza planetas no está "obsesionado". Está construyendo un sistema de orden para organizar el universo. Una adolescente que estudia trenes, aves, fórmulas químicas o carpintería no está siendo "monotemática".

Está encontrando una conexión emocional profunda con el conocimiento. Un adulto que se sumerge en música, historia, programación o poesía no está "fijado". Está dialogando con su propia mente, regulando su mundo interno, construyendo identidad. Los intereses profundos no son un síntoma. Son una expresión del alma autista.

15.2 Un motor de creatividad, no una conducta rígida

Durante décadas la psiquiatría antigua vio los intereses intensos como "conductas repetitivas", "rigideces", "limitaciones". Esa lectura fue superficial e injusta. Hoy sabemos que los intereses profundas impulsan el aprendizaje, fortalecen la memoria, estimulan la creatividad, mejoran el lenguaje, reducen la ansiedad, dan estructura interna, aumentan la motivación, desarrollan habilidades avanzadas, promueven la autoestima y abren caminos profesionales reales. Un interés profundo es, muchas veces, el lugar donde el autismo brilla.

La neurobiología ha demostrado que el cerebro autista tiene mayor conectividad local, activación intensa en redes de atención, menor distracción por estímulos irrelevantes, capacidad de "bloquear" el ruido externo para sumergirse en una tarea. Este fenómeno se conoce como **hiperfoco**.

En él el tiempo se diluye, el mundo externo se silencio, la información se procesa con precisión quirúrgica, se activan redes cerebrales de recompense y el aprendizaje se vuelve acelerado. El hiperfoco no es obsesión. Es flujo cognitivo. Una versión ampliada del estado de *flow* que describen los artistas, científicos y deportistas.

Para muchas personas autistas, los intereses intensos funcionan como una forma de calmar la ansiedad, una estrategia para recuperar energía, un escape sensorial seguro, una estructura cuando el mundo se siente caótico, un medio para expresar emociones que no se pueden verbalizar.

Cuando un niño repite una escena de una película o una adulta analiza un tema una y otra vez, no es rigidez: es regulación. El interés profundo es un refugio emocional.

Los intereses intensos no son *hobbies*. **Son formas de amor**. Un amor total, concentrado, honesto, sin vergüenza. Un amor que no pide permiso.

Un niño que ama los dinosaurios no los ama "normal". Los conoce, los estudia, los protege, los imagina, los vive. Una adolescente que ama la astronomía no está "fijada". Está enamorada del cosmos. Un adulto que ama los sistemas de transporte no es "peculiar". Es un poeta de las rutas, un filósofo de la movilidad, un curador de patrones.

15.3 La sociedad se equivocó: los intereses profundos no deben apagarse

Durante años, la educación tradicional cometió un daño enorme: "Hay que limitar ese interés", "que hable de otra cosa", "debe aprender a ser flexible", "eso no es normal", "es demasiado".

Apagar un interés profundo es apagar una parte del alma. La intervención terapéutica no debe eliminar los intereses, sino utilizarlos como herramientas de aprendizaje, puentes sociales, reforzadores positives, motivadores de lenguaje y oportunidades de desarrollo. Cuando se trabaja con los intereses en vez de contra ellos, el niño avanza diez veces más.

Muchos adultos autistas convierten sus intereses en vocaciones: programadores que empezaron con videojuegos, músicos que empezaron con ritmos repetitivos, arquitectos que empezaron con bloques, biólogas que empezaron con insectos, historiadores que empezaron con mapas, ingenieras que empezaron con rompecabezas, artistas que empezaron con patrones y matemáticos que empezaron con calendarios. El interés profundo no solo es pasión: es talento.

Los intereses profundas dan alegría genuine, ofrecen un sentido de pertenencia, conectan al autista con otros autistas, ayudan a sobrevivir épocas difíciles, son un lenguaje emocional, guían sueños y proyectos y dan identidad.

Un niño que no puede decir "te quiero" con palabras puede decirlo mostrando su colección. Una adolescente que no expresa emociones fácilmente puede hacerlo compartiendo música con alguien de confianza. Un adulto puede hablar mejor de la historia del ferrocarril que de sus propias emociones, y en esa historia está su corazón.

La pregunta no debe ser "¿cómo reducimos estos intereses?" sino "¿cómo los integramos en la vida del niño, del adolescente, del adulto?". Los intereses profundos son brújulas, motores, refugios, fuentes de felicidad, lenguajes emocionales, plataformas de aprendizaje y ventanas del alma. Cuando el mundo los respeta, la persona autista florece.

Los intereses profundos no son síntomas. Son capacidades. Son fortalezas. Son identidades. Son caminos hacia el futuro. Son música, ciencia, arte, orden, lógica, belleza. Son la prueba de que la mente autista ama intensamente aquello que toca. Y en ese amor intenso, el mundo encuentra una de las formas más puras de genialidad humana (figura 15).

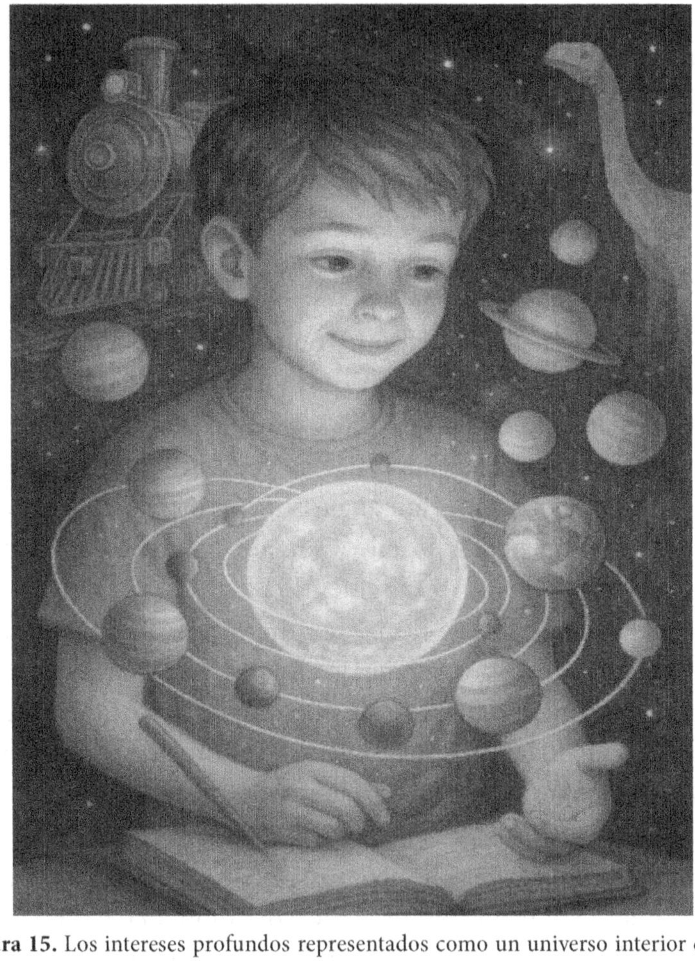

Figura 15. Los intereses profundos representados como un universo interior donde el niño se encuentra rodeado de sus pasiones, que se iluminan desde adentro como motores de creatividad, calma y aprendizaje.

PARTE V. NEUROCIENCIA, DIAGNÓSTICO E INTERVENCIÓN

CAPÍTULO 16
El mundo sensorial autista: cuando los sentidos hablan más alto que las palabras

En el autismo, los sentidos no solo perciben el mundo: lo intensifican, convirtiendo cada estímulo en una experiencia que puede organizar o desbordar la mente.

16.1 Introducción

Antes de que alguien hable, antes de que aprenda a saludar, antes incluso de que pueda formar recuerdos, ya existe un fenómeno que moldea la vida de una persona autista desde el primer día: **el mundo sensorial**.

No se trata de caprichos, ni exageraciones, ni conductas difíciles. Es neurobiología pura. Es la forma en que el cerebro organiza, amplifica, reduce o transforma la información del entorno. El autismo es, entre muchas cosas, **una condición sensorial**. Un modo distinto de percibir el mundo. De escucharlo, tocarlo, verlo, olerlo y sentirlo.

Para algunas personas, la vida es demasiado intensa. Para otras, es demasiado tenue. Para muchas, es ambas cosas a la vez. El mundo sensorial autista es un universo propio, extraordinario, desafiante y profundamente humano.

16.2 Hipersensibilidad e hiposensibilidad

Muchas personas autistas viven en una sinfonía sensorial que nunca se apaga. Un zumbido de luz fluorescente que nadie más escucha. Un roce de tela que se siente como lija. Una voz fuerte que perfora. Un supermercado que es una tormenta eléctrica. Un abrazo inesperado que arde. Una etiqueta en la ropa que desespera. Una escuela entera que es demasiado, demasiado rápida, demasiado ruidosa, demasiado brillante.

La hipersensibilidad puede manifestarse en:

- Oído: ruidos que duelen físicamente.
- Tacto: ropa intolerable, texturas invasivas.
- Vista: luces intensas, colores saturados, caos visual.
- Olfato: aromas comunes que se sienten tóxicos.
- Gusto: sabores amplificados o abrumadores.
- Interocepción: hambre, sed, dolor difíciles de interpretar.
- Propiocepción: incomodidad con ciertos movimientos.
- Vestibular: mareos, desorientación.

No es debilidad. Es percepción aumentada. El cerebro recibe más información de la que puede regular. Y esa intensidad sensorial puede generar angustia, ansiedad, berrinches, *shutdowns* o evitación social.

Así como algunos sienten demasiado, otros sienten demasiado poco. O, en diferentes momentos, ambas cosas. La hiposensibilidad puede manifestarse como búsqueda sensorial, necesidad de presionar objetos, morder, empujar o hacer fuerza, no notar golpes o caídas, dificultad para percibir el dolor, búsqueda constante de movimiento, necesidad de estímulos visuales repetitivos, mirar luces o patrones por largos períodos.

Estos comportamientos no son "problemas", sino necesidades neurológicas. El cerebro no recibe suficiente intensidad. Entonces la busca. Una misma persona puede tener hipersensibilidad auditiva, hiposensibilidad táctil, dificultades de interocepción, búsqueda de movimiento, evitación visual y fascinación por patrones.

No hay un único perfil sensorial autista. Hay cientos. Miles. Tantas combinaciones como personas existen. Por eso, cada plan terapéutico debe ser individual. Cada entorno debe ajustarse. Cada vida sensorial es única.

16.3 El caos sensorial y la emoción: cuando los sentidos superestimulan la mente

Cuando un niño grita porque entró a un restaurante lleno, no es mala conducta.

Cuando un adolescente se cubre los oídos en una fiesta familiar, no es grosería. Cuando un adulto necesita retirarse de una reunión ruidosa, no es inmadurez. Es autodefensa neurológica. El sistema nervioso colapsa ante el exceso de estímulos.

La sobrecarga sensorial puede generar ansiedad, irritabilidad, respuestas agresivas, llanto incontrolable, *shutdowns* (colapso interno), *meltdowns* (desbordes emocionales externos), evitación social y agotamiento profundo.

Es fundamental que las familias y profesionales entiendan esta diferencia: un *meltdown* no es berrinche. Es dolor neurológico. No todo es sufrimiento. La otra cara del mundo sensorial autista es extraordinaria. Muchos autistas describen momentos de profunda belleza sensorial:

- El sonido de la lluvia como una orquesta.
- La textura del agua como seda viva.
- El movimiento de las manos como un poema.
- La luz del sol como un abrazo cálido.
- El olor de un libro como un refugio.
- Sentir un objeto suave como calma pura.

La intensidad sensorial puede ser dolor, pero también puede ser arte. Es la razón por la cual tantos autistas se destacan en la música, la fotografía, la pintura, el diseño, la ingeniería, la programación, la gastronomía, la escritura poética, las artes plásticas y la investigación científica. Un cerebro que siente distinto también imagina distinto.

Las dificultades sensoriales afectan la alimentación, el sueño, la tolerancia al ruido, el uso de ropa, las interacciones sociales, la escuela, el trabajo, las relaciones y la vida emocional.

Una textura puede arruinar un día. Un ruido puede destruir un momento. Una etiqueta puede impedir concentrarse. Una luz puede desencadenar un *meltdown*. Por eso, comprender el perfil sensorial de cada persona es tan esencial como comprender su personalidad.

Las terapias sensoriales basadas en evidencia incluyen integración sensorial (bajo supervisión profesional), desensibilización gradual, adaptaciones ambientales, uso de herramientas sensoriales (audífonos, gafas, ropa especial), rutinas predecibles, espacios seguros, entrenamiento en Interocepción y salas multisensoriales.

No se busca "normalizar". Se busca armonizar. No se trata de corregir diferencias, sino de reducir sufrimiento.

Una casa adaptada puede incluir luces cálidas, reducción de ruidos, espacios suaves, rutinas claras, lugares de calma, reglas sensoriales para visitas y comprensión familiar. Una escuela adaptada debe ofrecer zonas tranquilas, auriculares permitidos, evitar castigos por conductas sensoriales, ambientes visualmente organizados y apoyo individual (figura 16).

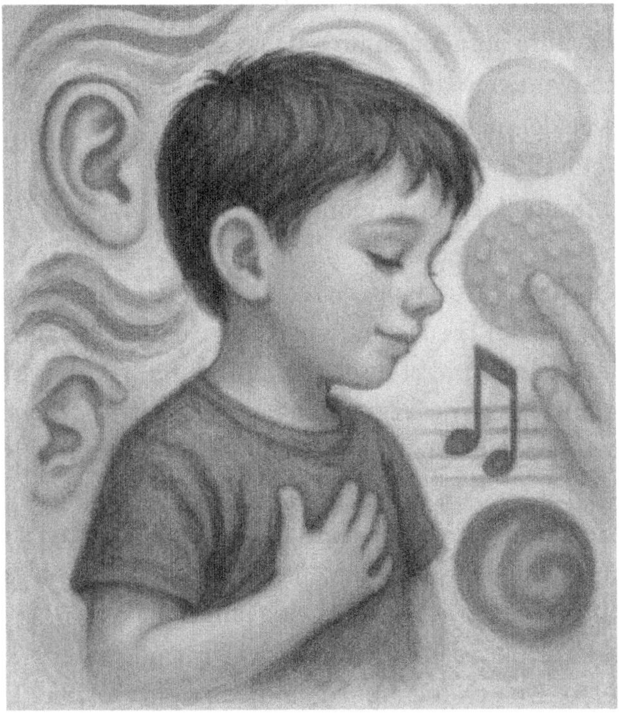

Figura 16. El mundo sensorial del autismo representado como un niño inmerso en colores, texturas, sonidos y sensaciones que lo rodean, lo que subraya la intensidad con la que el cerebro autista percibe cada estímulo.

Un trabajo adaptado requiere flexibilidad, comunicación clara, control del entorno físicos, pausas sensoriales, respeto por las necesidades. No son "privilegios". Es accesibilidad.

Comprender el mundo sensorial autista es comprender a la persona completa. No se puede hablar de comunicación, conducta, aprendizaje o relaciones sin entender primero su paisaje sensorial. En el fondo, el mundo sensorial autista nos recuerda algo esencial:

Cada cerebro percibe distinto. Cada ser humano vive en un universo interior propio. Y la verdadera inclusión comienza cuando aprendemos a sentir el mundo como lo sienten ellos. El mundo cambia cuando dejamos de forzar y empezamos a escuchar, cuando dejamos de exigir y empezamos a acompañar, cuando dejamos de interpretar la sensibilidad como problema, y la reconocemos como una forma profunda de existir.

CAPÍTULO 17
La neurobiología del autismo: ¿cómo funciona un cerebro que piensa, siente y percibe de manera diferente?

El cerebro autista no funciona menos, sino de otra manera, organizando sus redes neuronales en patrones únicos que dan lugar a experiencias cognitivas, emocionales y sensoriales distintas.

17.1 Introducción

El autismo no es una metáfora, ni un misterio incomprensible, ni un error del desarrollo. Es una forma distinta —maravillosa, compleja, profundamente humana— de que el cerebro organice la realidad.

Para comprenderlo, hay que entrar en un territorio fascinante: las conexiones, los circuitos, los neurotransmisores, la plasticidad, la genética, las redes que dan forma a la percepción, la emoción, el lenguaje y la interacción social.

Ningún cerebro autista es igual a otro. No existe "un" tipo de autismo. Existen miles de configuraciones neuronales posibles. Aun así, la ciencia ha identificado patrones claros que ayudan a entender cómo funciona esta forma de neurodiversidad. Este capítulo es un viaje al interior de esa arquitectura única.

17.2 El cerebro autista: una red que conecta de otra manera

Antes de hablar de síntomas, el psiquiatra debe conocer la historia biográfica del paciente. Los estudios de neuroimagen han revelado algo sorprendente: el cerebro autista no está "deficiente". Está organizado de forma distinta.

Algunas de las diferencias más consistentes incluyen mayor conectividad local, menor conectividad de largo alcance, procesamiento más detallado y menos filtrado, hiperactivación en redes sensoriales, procesamiento menos automático y más analítico y alta variabilidad en la comunicación entre áreas cerebrales.

Esto significa que el cerebro autista es más preciso en detalles, más sensible a variaciones mínimas, menos dependiente del contexto social implícito, más lógico en la interpretación del entorno, menos automatizado para tareas sociales y más intenso en estímulos sensoriales. Las diferencias no son fallas. Son configuraciones alternativas de la mente humana.

Las regiones clave son:

1. La amígdala

Procesa la emoción y el peligro. En el autismo muestra:

- Respuestas más intensas a estímulos sensoriales.
- Activaciones amplificadas ante cambios del entorno.
- Dificultad para habituarse a ruidos o sorpresas.

No es "miedo social". Es hiperalerta sensorial.

2. El giro fusiforme

Implicado en reconocimiento facial. En muchos autistas:

- Se activa menos con rostros.
- Se activa más con objetos de interés.
- Usa rutas alternativas para leer expresiones.

Esto explica por qué mirar a los ojos puede ser incómodo o doloroso, y por qué los intereses intensos pueden ser tan absorbentes.

3. La corteza prefrontal

Centro del pensamiento social y la planificación. En el autismo:

- Trabaja más para procesar interacciones.
- Usa estrategias diferentes para interpretar gestos.
- Requiere mayor esfuerzo cognitivo en conversaciones.

Esto no es déficit. Es procesamiento explícito, no automático.

4. El cerebelo

Controla coordinación y regulación emocional. En el autismo se observan:

- Diferencias estructurales.
- Alteraciones en redes de integración sensorial.
- Impacto en la organización motora y el lenguaje.

5. La ínsula

Clave para la interocepción (sentir el propio cuerpo). Muchos autistas tienen:

- Señales corporales confusas o tardías.
- Dificultad para identificar emociones internas.
- Respuestas intensas ante estímulos menores.

Aunque no hay un "neurotransmisor del autismo", se han identificado diferencias importantes:

1. GABA (inhibitorio)

En muchos autistas, la inhibición cerebral es más baja. Resultado:

- Mayor sensibilidad .
- Más ruido interno.
- Dificultad para filtrar.
- Sobrecarga sensorial.

2. Glutamato (excitatorio)

Suele estar elevado. Esto contribuye a:

- Hiperactividad sensorial.
- Ansiedad.
- Pensamiento rápido.
- Respuestas intensas.

3. Serotonina

Algunos presentan niveles altos. Tiene una posible relación con:

- Conductas repetitivas.
- Regulación emocional.
- Necesidad de predictibilidad.

4. Dopamina

Involucrada en motivación e intereses, en el autismo:

- Responde fuertemente a intereses profundos.
- Se activa menos ante recompensas sociales.

Por eso un autista puede disfrutar profundamente un tema y, al mismo tiempo, no sentirse motivado por la interacción social trivial.

5. Oxitocina

La hormona del vínculo. En algunos casos se observa:

- Menor sensibilidad al circuito social automático.
- Preferencia por conexiones auténticas, no superficiales.

La oxitocina no está "fallada". Opera bajo otras reglas.

17.3 Genética y epigenética: el origen de la diversidad neuronal

Más de **800 variantes genéticas** se han asociado al autismo. No existe un gen único. Hay múltiples combinaciones posibles. La heredabilidad se estima en **70–90 %**, pero siempre modulada por factores epigenéticos, influencias prenatales, inflamación, variaciones en sinapsis y neuroplasticidad. El autismo no es causado por vacunas, crianza ni traumas. Es un perfil neurobiológico complejo y multifactorial.

Una de las mayores revelaciones científicas es esta: el cerebro autista es altamente plástico. Puede aprender. Puede reorganizarse. Puede desarrollar nuevas rutas cerebrales. Puede fortalecer habilidades comunicativas. Puede expandir capacidades sociales. Las terapias basadas en la evidencia funcionan porque respetan esta plasticidad. No buscan "normalizar" el cerebro, sino potenciarlo.

Son las redes implicadas en la teoría de la mente, la empatía, la atención conjunta y el lenguaje social. Estas redes funcionan, pero no de la misma manera que en los neurotípicos. Usan rutas alternativas. Es como si el cerebro autista llegara al mismo destino, pero por un camino diferente: más analítico, menos automático y más profundo.

Entre las fortalezas pueden mencionarse:

- Memoria excepcional.
- Pensamiento lógico.
- Detalle extremo.
- Hiperfoco.
- Honestidad.
- Creatividad no convencional.

- Intuición técnica.
- Sensibilidad estética.

Algunos de los desafíos más importantes son:

- Sobrecarga sensorial.
- Ansiedad.
- Dificultad con lo implícito.
- Rigidez en cambios repentinos.
- Lectura emocional compleja.
- Agotamiento social.

No es un perfil "malo" ni "bueno". Es un perfil humano. Comprender la neurobiología del autismo es comprender que no es una enfermedad, no es un error, no es un fallo evolutivo ni un déficit global.

Es una variación natural de la arquitectura cerebral humana. Una forma diferente de procesar el mundo. Una manera única de existir. El cerebro autista no necesita arreglarse. Necesita ser entendido. Y el mundo que lo entiende se vuelve más humano (figura 17).

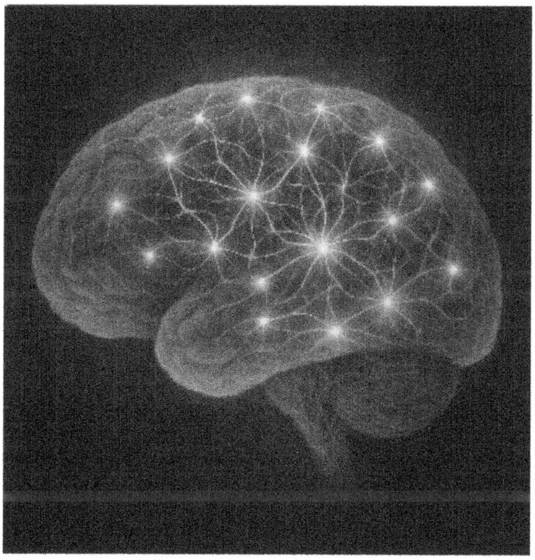

Figura 17. La neurobiología del autismo representada como un cerebro iluminado por redes neuronales que revelan una forma distinta y profundamente humana de procesar el mundo.

CAPÍTULO 18
El diagnóstico del autismo: entre la ciencia, la historia, los mitos y la dignidad humana

Diagnosticar el autismo no es etiquetar una diferencia, sino reconocerla con precisión científica y sostenerla con respeto, comprensión y dignidad.

18.1 Introducción

Ningún momento en la vida de una familia impacta tanto como recibir —o sospechar— un diagnóstico de autismo. A veces llega con alivio. A veces con miedo. A veces con confusión. A veces con culpa (que nunca debería existir). Siempre llega con preguntas.

Pero antes de hablar de test, escalas y criterios, debemos viajar un instante hacia algo más profundo: ¿qué significa realmente diagnosticar a un ser humano cuya forma de percibir y procesar el mundo es distinta?

Diagnosticar no es etiquetar. Diagnosticar es **comprender**. Es traducir. Es abrir una puerta a intervenciones correctas y a expectativas realistas. Es darle nombre a una manera de ser que existió siempre, pero que durante siglos fue malinterpretada. Diagnosticar es una forma de dignidad.

18.2 Historia del diagnóstico: del malentendido a la neurociencia

Durante miles de años, las personas autistas vivieron sin nombre, confundidas con "personas raras", "introvertidos extremos", "genios excéntricos", "niños difíciles", "mujeres tímidas", "hombres antisociales", "almas frías" o "personas en su mundo".

Pero no eran nada de eso. Eran autistas. El diagnóstico moderno del autismo comenzó recién en el siglo XX.

Leo Kanner (1943)

Describió a 11 niños con un patrón distinto de interacción social, lenguaje y conducta. Lo llamó "autismo infantil temprano". Creyó erróneamente que era una condición rara y asociada a frialdad materna (la famosa y trágica teoría de las "madres nevera"). Esa hipótesis causó décadas de sufrimiento y culpa injusta.

Hans Asperger (1944)

Describió niños con lenguaje avanzado, intereses intensos, patrones lógicos y dificultades sociales. No sabía lo que Kanner estaba haciendo. Sin embargo, describió una parte distinta del espectro.

Décadas posteriores

Se descubrió que:

- No era raro.
- No era causado por los padres.
- No era una psicosis.
- No era una forma de esquizofrenia.
- No desaparecía.
- No destruía la capacidad intelectual.
- Tenía bases neurológicas reales.
- Existían múltiples formas de autismo.

Así nació la idea del **espectro**, el DSM-5 (2013) y el concepto moderno de TEA. Por primera vez se unificaron el autismo clásico, el síndrome de Asperger, el trastorno desintegrativo y el TGD no especificado.

Todo pasó a formar parte de una sola categoría: **Trastorno del Espectro Autista (TEA)**. No para simplificar, sino para reconocer que no son condiciones separadas, sino variaciones de una misma arquitectura neurológica. Decimos "espectro" por una razón muy simple: no hay dos personas autistas iguales.

Un niño puede hablar desde temprano. Otro puede tardar años. Una niña puede ser extremadamente sensible a los sonidos. Otra puede buscarlos. Un adulto puede ser un ingeniero brillante. Otro puede necesitar apoyo de por vida.

El espectro no es una línea delgada. Es un **mapa multidimensional.** Incluye variaciones en cuanto a lenguaje, comunicación social, intereses, regulación emocional, habilidades cognitivas, sensorialidad, autonomía y comportamiento.

El espectro no dice "más" o "menos". Dice diferente. Es una palabra que reconoce la diversidad. Una palabra con espacio para todos.

Un diagnóstico de autismo no es sangre, ni una radiografía, ni un examen de computadora. Es una evaluación clínica profunda, hecha por profesionales entrenados, que integran:

- Observación directa.
- Historia del desarrollo.
- Entrevistas con cuidadores.
- Información escolar.
- Escalas estandarizadas.
- Evaluación del lenguaje.
- Evaluación sensorial.
- Evaluación cognitiva.
- Análisis de conducta.
- Juicio clínico cualificado.

El diagnóstico combina ciencia, experiencia, sensibilidad y humanidad.

18.3 Las herramientas principales del diagnóstico

1. ADOS-2 (*Autism Diagnostic Observation Schedule*)

Considerada la "regla de oro". Se basa en actividades estructuradas que permiten observer comunicación, juego, interacción social, conductas repetitivos y respuestas sensoriales. No dice "sí" o "no". Ayuda a comprender la conducta.

2. ADI-R (*Autism Diagnostic Interview-Revised*)

Entrevista profunda con los cuidadores. Evalúa la historia de desarrollo, el lenguaje, los patrones de interacción, los intereses y las estereotipias.

3. CARS-2 (*Childhood Autism Rating Scale*)

Escala muy utilizada en escuelas y clínicas.

4. SRS-2 (*Social Responsiveness Scale*)

Evalúa el grado de dificultad social.

5. Evaluaciones complementarias

- Lenguaje.
- Motricidad.
- Integración sensorial.
- Cognición.
- Emociones.
- Funcionamiento adaptativo.

El diagnóstico requiere un equipo, no una persona aislada. ¿Cuándo sospechar de autismo? Estos son algunos signos clave por edad:

Antes de los 2 años:

- Poca respuesta al nombre.
- Escaso contacto visual.
- Retraso del lenguaje.
- Intereses inusuales.
- Poco juego simbólico.
- Reacciones sensoriales intensas.

Entre 2–5 años:

- Ecolalia.
- Fascinación por retinas.

- Juego paralelo más que juego social.
- Frustración intensa ante cambios.
- Dificultad para turnos.

Infancia tardía:

- Aislamiento.
- Hiperfoco.
- Rechazo a nuevos ambientes.
- Dificultades en lectura emocional.

Adolescencia:

- Ansiedad social profunda.
- Enmascaramiento.
- Agotamiento.
- Hipersensibilidad sensorial.
- Dificultades con los "códigos sociales".

Adultez:

- Historia de sentirse "distinto".
- *Burnout.*
- Carreras alineadas con intereses profundos.
- Relaciones sociales agotadoras.
- Dificultades con lo implícito.

Durante años se ha confundido el autismo con TDAH, trastornos del lenguaje, ansiedad social, trastornos sensoriales, retraso global del desarrollo, trauma, personalidad "introvertida" y trastornos conductuales. El autismo **no es**: timidez, falta de interés, rebeldía, mala crianza, frialdad, maldad, falta de amor, falta de empatía. Es un perfil neurológico.

Para una familia, recibir un diagnóstico puede ser un alivio (por fin se entiende), un dolor (porque imaginaban otra historia), una liberación (ya no es culpa de nadie) o una oportunidad (se puede intervenir).

Para un adulto autista, recibir un diagnóstico suele ser una revelación, una explicación, una pieza que faltaba, una validación o una reconciliación con su infancia.

El diagnóstico no define quién eres. Da luz a quién siempre has sido. Un diagnóstico no es un destino. Es un mapa. Y como en cualquier mapa se abren caminos, se eligen rutas, se descubren capacidades, se adaptan entornos y se traza un plan.

El diagnóstico no predice el potencial. Predice la **necesidad de apoyo**, no el límite de la vida. El autismo no es una cárcel. Es una forma de existencia. Una forma tan válida como cualquier otra. Comprender eso cambia vidas (figura 18).

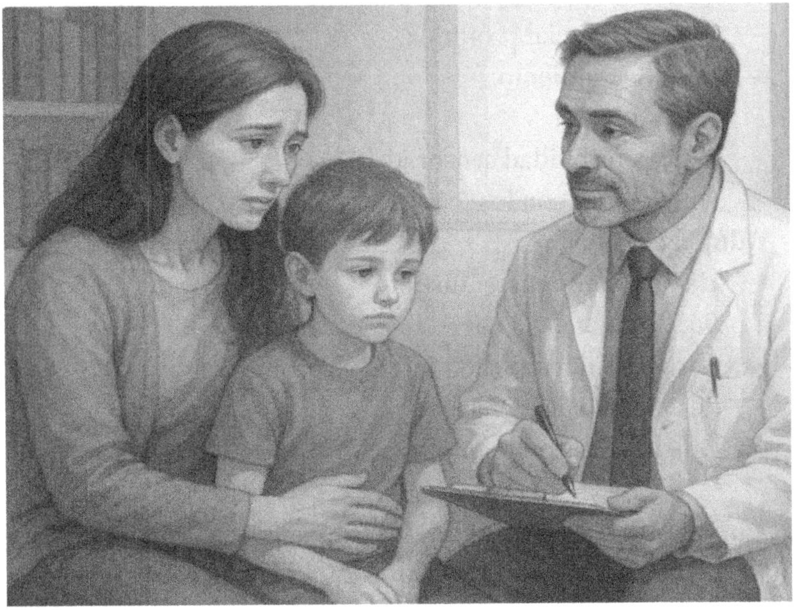

Figura 18. El momento del diagnóstico representado como un encuentro humano entre la familia y el médico, donde la ciencia, la emoción y la dignidad se unen para comprender un mundo interior diferente.

CAPÍTULO 19
Intervención temprana: el arte y la ciencia de acompañar el desarrollo autista desde los primeros años

Intervenir temprano en el autismo es entrar con cuidado en un cerebro en formación, donde cada experiencia puede moldear circuitos que definirán la forma de percibir, sentir y aprender.

19.1 Introducción

Cuando un niño recibe un diagnóstico de autismo, muchas familias sienten que su mundo cambia para siempre. Algunas sienten alivio. Otras sienten miedo. Muchas perciben que la incertidumbre las desborda.

Pero en medio de ese torbellino aparece un concepto que transforma vidas: **intervención temprana**. No es magia. No es una cura. No es un intento de "normalizar" a un niño. Es un acto de acompañamiento científico, respetuoso, humano y profundamente amoroso para potenciar el desarrollo del cerebro en una etapa donde la plasticidad es extraordinaria.

Intervenir temprano significa comprender que el cerebro autista **no está detenido**, sino que **aprende de forma distinta**. Y que, si lo acompañamos con estrategias basadas en evidencia, puede expandir habilidades, mejorar comunicación, regular emociones y construir un futuro con mayor autonomía.

19.2 La ciencia de la intervención temprana: plasticidad en acción

Durante los primeros años de vida, el cerebro establece millones de conexiones por segundo. Es un período donde las redes sensoriales se organizan, el lenguaje comienza a estructurarse, la regulación emocional se moldea y la interacción social florece.

En el autismo estas áreas también se desarrollan, pero lo hacen siguiendo **rutas alternativas**, a veces más lentas, otras veces sorprendentemente eficientes. La intervención temprana no busca cambiar quién es el niño. Busca **facilitar que el mundo llegue a él**, y que él pueda llegar al mundo sin dolor.

La investigación demuestra que mejora la comunicación, reduce frustraciones, favorece el aprendizaje, disminuye conductas autolesivas, fortalece el vínculo con la familia e incrementa la independencia futura. Intervenir es iluminar el camino.

Análisis Conductual Aplicado (ABA)

El Análisis Conductual Aplicado (ABA, por sus siglas en inglés) es la intervención con más robustez científica en el autismo. No es "adiestramiento", como algunos creen. Es un conjunto de técnicas de aprendizaje que se adaptan al niño, no al revés.

El ABA se basa en principios simples:

- Reforzar lo que funciona.
- Enseñar paso por paso.
- Descomponer habilidades complejas.
- Generalizar lo aprendido.
- Medir el progreso con precisión.
- Ajustar objetivos de forma continua.

Las versiones modernas de ABA son respetuosas, humanas, centradas en el bienestar del niño. Están lejos de los métodos rígidos del pasado. Los padres suelen observer más lenguaje, menos berrinches, mayor atención, más habilidades sociales y mejor tolerancia a cambios.

Early Start Denver Model **(ESDM)**

El Early Start Denver Model (ESDM, por sus siglas en inglés) combina ABA con juego, vínculo y comunicación afectiva. Está diseñado para niños muy pequeños (1–4 años). Lo que lo distingue es:

- Seguir el interés del niño.
- Usar el juego como motor de aprendizaje.
- Involucrar a la familia.
- Trabajar en contextos naturales.
- Fortalecer la reciprocidad social.

El ESDM muestra una verdad hermosa: el aprendizaje ocurre mejor cuando nace del vínculo y la alegría.

TEACCH

Muchos niños autistas aprenden mejor cuando el entorno es claro, predecible y visual. El Tratamiento y Educación de Niños con Autismo y Dificultades de Comunicación (TEACCH, por sus siglas en inglés) se basa en:

- Horarios visuales.
- Espacios organizados.
- Instrucciones claras.
- Rutinas seguras.
- Aprendizaje estructurado.

No todos necesitan TEACCH, pero para aquellos que sí, el efecto es profundo: menos ansiedad, mejor comprensión, más autonomía y la reducción de la crisis.

DIR

A diferencia del ABA, el DIR se centra en la conexión emocional, la interacción espontánea, el juego libre y el desarrollo socioemocional. Su filosofía es hermosa: **seguir al niño para que el niño te siga**. Es especialmente útil para fomentar la reciprocidad, expandir el juego simbólico, reducir el retraimiento y fortalecer el vínculo padres-hijo.

19.3 Terapias e intervención temprana

Muchos niños autistas viven el mundo a través de la intensidad sensorial. La terapia ocupacional trabaja integración sensorial, fuerza y motricidad, tolerancia táctil, alimentación sensorial, habilidades de vida diaria. Un buen terapeuta ocupacional puede transformar el caos sensorial en calma, la torpeza en confianza y la ansiedad en regulación.

El lenguaje en el autismo no es ausencia. Es diferencia. Algunos niños hablan tarde. Otros hablan mucho pero con entonación inusual. Otros usan guiones. Otros no hablan pero se comunican profundamente con el cuerpo. La terapia de lenguaje trabaja articulación, comprensión, lenguaje social, comunicación aumentativa (AAC) y uso funcional del lenguaje. La meta nunca es "forzar hablar". La meta es comunicar.

La intervención más poderosa no es ABA, ni Denver, ni DIR. Es la familia. El niño pasa más tiempo en casa que en cualquier consultorio. Cuando los padres aprenden a regular, a guiar, a anticipar, a estructurar, a jugar de forma terapéutica, la intervención ocurre **todo el día**, sin sentirse como terapia. La familia no reemplaza al terapeuta. La familia es el corazón del proceso (figura 19).

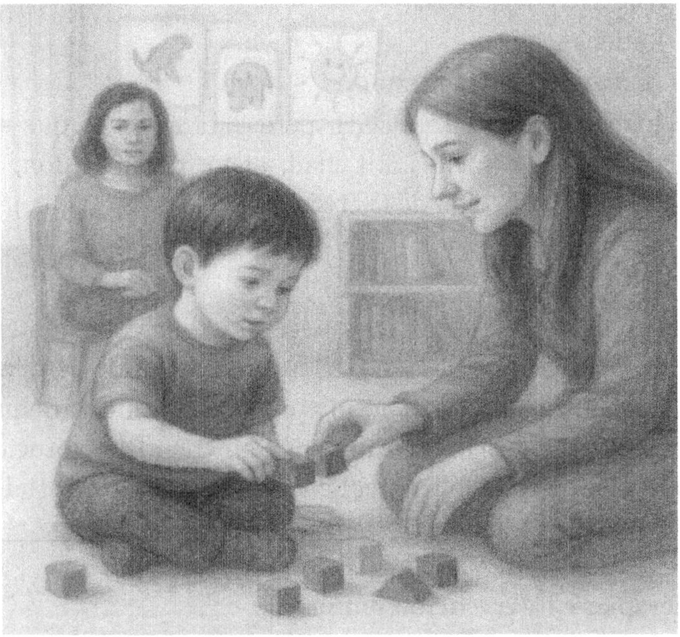

Figura 19. La intervención temprana representada como el acompañamiento amoroso y científico de una familia y un terapeuta que, juntos, ayudan al niño autista a construir puentes hacia el mundo, paso a paso.

Cuando un diagnóstico llega, también llegan personas que ofrecen dietas restrictivas, terapias sin evidencia, tratamientos peligrosos, promesas falsas, desintoxicaciones, "curas". Nada de eso funciona. Algunas cosas dañan. Otras roban tiempo valioso. Las intervenciones reales son éticas, humanas, graduales, científicas e individualizadas.

El objetivo de la intervención temprana no es que el niño "se vuelva neurotípico". No es disfrazar. No es enmascarar. No es suprimir la identidad. El objetivo es disminuir el sufrimiento, aumentar la comunicación, fortalecer la autonomía, mejorar la calidad de vida, reducir la ansiedad sensorial y abrir las oportunidades reales. Intervenir es amar con ciencia. Acompañar con paciencia. Comprender con humildad.

Cada niño autista tiene un potencial único. Ningún test puede medirlo. Ningún diagnóstico puede limitarlo. La intervención temprana no es un intento de cambiar quién es el niño, sino un acto de respeto hacia quién puede llegar a ser.

Es sembrar hoy para que mañana haya menos obstáculos y más caminos. Es abrir ventanas en vez de derribar puertas. Es mirar al niño no por lo que aún no hace, sino por lo que ya está haciendo en silencio. Intervenir temprano es creer. Y creer transforma vidas.

CAPÍTULO 20
El cerebro que aprende por rutas distintas, no inferiores

Los niños autistas no aprenden menos, aprenden diferente, siguiendo caminos donde la lógica, la previsibilidad y la intensidad de interés guían el desarrollo del conocimiento.

20.1 Introducción

Antes de hablar de terapias, escuelas o métodos, hay una verdad que debe saberse: los niños autistas sí aprenden. No aprenden menos. No aprenden peor. Aprenden distinto. El cerebro neurotípico aprende como un río que fluye. El cerebro autista aprende como un conjunto de ríos subterráneos: profundos, silenciosos, inesperadamente poderosos.

Algunas rutas son más lentas al principio. Otras son más rápidas. Algunas avanzan por caminos que el mundo adulto no está acostumbrado a ver. Pero todas llevan a un destino: el conocimiento. Comprender cómo aprende un niño autista es el primer paso para enseñarle de manera respetuosa, efectiva y transformadora.

20.2 El aprendizaje autista

Muchos niños autistas aprenden mejor cuando ven el concepto, lo tocan, lo organizan visualmente, lo repiten, lo anticipant y lo convierten en patrón.

El aprendizaje visual no es preferencia: es neurobiología. Las áreas del cerebro encargadas de procesar imágenes y patrones suelen estar más activas en personas autistas, lo que permite una memoria visual extraordinaria, una atención a detalles que otros pasan por alto, un reconocimiento de patrones complejos, un pensamiento sistemático y unas habilidades técnicas avanzadas.

Un niño autista puede no recordar una instrucción verbal, pero sí recordar cada letra de un texto que vio por unos segundos. La predictibilidad no es obsesión: es regulación. La rutina ayuda a disminuir la ansiedad, liberar recursos cognitivos, aumentar la atención, crear seguridad emocional y reducir la sobrecarga sensorial.

Cuando el ambiente es caótico, el aprendizaje se detiene. Cuando el ambiente es predecible, florece. Esto explica por qué los horarios visuales, las secuencias claras y las reglas explícitas funcionan tan bien.

Los intereses profundos —que algunos erróneamente llaman "obsesiones"— son uno de los motores más poderosos del aprendizaje (figura 20).

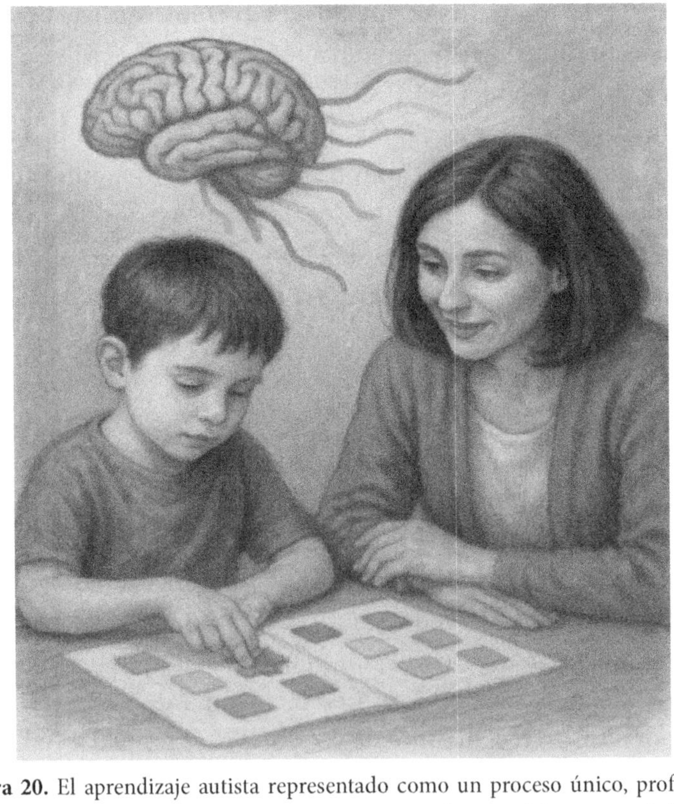

Figura 20. El aprendizaje autista representado como un proceso único, profundo y visual, donde el niño construye conocimiento siguiendo rutas diferentes, no inferiores.

Un niño que ama los dinosaurios, los planetas, los mapas, los trenes, los números, las mascotas, los sonidos y las letras puede aprender matemáticas a través de imágenes de trenes, lectura mediante ilustraciones de dinosaurios, ciencia a través del espacio, escritura a través de mapas. El interés es una puerta. Cuando se abre, el aprendizaje entra sin resistencia. El error histórico fue intentar apagar esos intereses. El acierto moderno es **usarlos como puente**.

Muchos niños autistas necesitan más tiempo para escuchar, procesar, interpretar y responder. Esto no es lentitud intelectual. Es procesamiento profundo. Mientras un niño neurotípico responde rápido, un niño autista puede estar analizando, decodificando, filtrando estímulos, organizando palabras y regulando emociones. Dar tiempo es dar dignidad.

20.3 El aprendizaje social: una montaña diferente, no inaccesible

Para muchos niños autistas, el aprendizaje social no es intuitivo. No se aprende "al vuelo". No se aprende por imitación espontánea. Se aprende como cualquier otra habilidad: paso a paso, con explicaciones claras, modelos visuales y práctica guiada.

Pueden aprender turnos, empatía, lenguaje social, juego compartido, lectura emocional. Pero necesitan estructura, paciencia, respeto, claridad y repetición.

El mito de que "los autistas no quieren socializar" es falso. Muchos sí quieren, pero de una manera diferente, más honesta, más directa, menos caótica.

Cuando se fuerza a un niño autista a aprender desde el estrés, su amígdala se activa, su corteza prefrontal se bloquea, su atención se colapsa y su motivación desaparece.

El aprendizaje ocurre en calma, no en miedo. Ocurre en seguridad, no en gritos. Ocurre cuando hay vínculo, no cuando hay presión.

Antes que enseñar palabras, hay que enseñar calma. Antes que enseñar números, hay que enseñar seguridad. Antes que pedir interacción, hay que ofrecer contención. Un niño que está sobrecargado sensorialmente no puede aprender. Un niño regulado aprende con una intensidad sorprendente.

La alegría no es un lujo. Es una herramienta pedagógica. Cuando el niño siente placer, interés, emoción, conexión y juego, su cerebro libera dopamina, fortalece la sinapsis, fija la memoria, expande el lenguaje y mejora la regulación. La alegría es ciencia.

Algunos niños autistas son pensadores visuales, pensadores verbales, pensadores lógicos, pensadores musicales, pensadores kinestésicos, pensadores sistemáticos. A veces son varios a la vez. El maestro debe descubrir cuál es la llave.

Los niños autistas no fallan en aprender. Nosotros fallamos cuando enseñamos sin comprender cómo aprenden. El aprendizaje ocurre cuando el mundo baja su volumen y sube su paciencia. Cuando el adulto deja de pedir prisa y ofrece tiempo. Cuando la escuela deja de exigir imitación y comienza a respetar diferencias.

Un niño autista aprende cuando siente que no tiene que defenderse del entorno. Ahí, y solo ahí, se abre la puerta del conocimiento.

PARTE VI. APOYOS TERAPÉUTICOS, APRENDIZAJE Y DESARROLLO

CAPÍTULO 21
Terapia ocupacional e integración sensorial: el cuerpo como puente hacia la regulación

En el autismo el cuerpo no es solo movimiento, sino un puente hacia la regulación, donde las experiencias sensoriales guían al cerebro hacia el equilibrio.

21.1 Introducción

Mucho antes de que un niño pueda hablar, mirar a los ojos, concentrarse o aprender, existe una verdad silenciosa que determina toda su experiencia del mundo: **el cuerpo necesita sentirse seguro para que la mente pueda funcionar**.

En el autismo esta verdad se vuelve aún más profunda. Cuando los sentidos se desbordan, cuando la textura de un suéter raspa como fuego, cuando un sonido común se siente como un relámpago dentro del oído, cuando el equilibrio se desordena o el propio cuerpo parece ajeno, **el mundo entero se convierte en un desafío neurológico**.

Y allí aparece una figura esencial en la vida de muchos niños autistas: **la terapeuta ocupacional**. La terapia ocupacional (TO) no es sobre "ocupaciones" laborales. Es una ciencia del cuerpo, del tacto, del equilibrio, de la vida cotidiana, del movimiento y del bienestar sensorial.

Es una disciplina que ayuda al niño a habitar su propio cuerpo sin dolor, sin confusión y sin miedo. La terapia ocupacional trabaja con las raíces más profundas del desarrollo, las que se esconden bajo la conducta, bajo la emoción, bajo el aprendizaje.

Es el puente que permite que el cerebro autista deje de defenderse para comenzar a participar (figura 21).

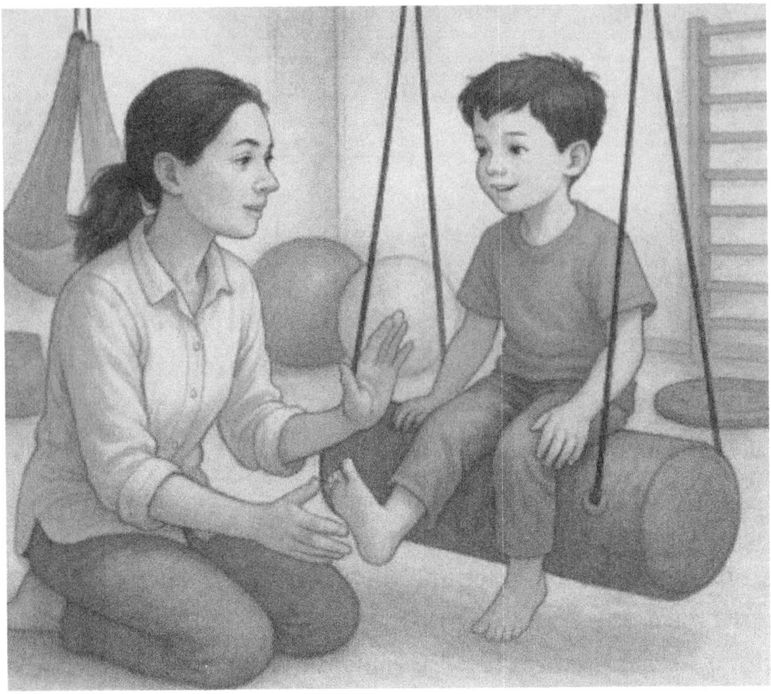

Figura 21. La terapia ocupacional como puente entre el cuerpo y la calma, donde el niño encuentra regulación a través del movimiento, la conexión y el juego sensorial.

21.2 Un cuerpo que siente diferente

Cada niño tiene un sistema sensorial único. En el autismo este sistema puede funcionar como un amplificador inmenso o como un filtro que deja pasar muy poco.

Un ruido suave puede ser insoportable. Un abrazo puede sentirse doloroso. Un movimiento ligero puede causar mareo. Una textura puede provocar rechazo o incluso náuseas. Un espacio lleno de gente puede ser una tormenta eléctrica. Un cambio de temperatura puede desencadenar llanto. Un balanceo suave puede ser la única forma de sentirse seguro.

La terapeuta ocupacional observa todo esto con una sensibilidad casi artística. Sabe que lo que los adultos llaman "mala conducta" muchas veces es solo **una respuesta sensorial**.

Un niño que se tira al piso puede estar buscando presión profunda. Un niño que muerde su camiseta puede estar buscando propriocepción. Un niño que huye del recreo puede estar protegiéndose del caos auditivo. Un niño que parece "hiperactivo" puede estar intentando regular un cuerpo desbordado de estímulos.

Sistemas de la TO

La TO trabaja especialmente con tres sistemas que casi nunca se enseñan en la escuela y, sin embargo, moldean la vida entera:

1. Sistema proprioceptivo: saber dónde está mi cuerpo

Es el sistema de presión, empuje y tracción. Permite regular fuerza, postura, coordinación, estabilidad emocional. Cuando falla, el niño empuja, choca, tira, aprieta, busca peso y muerde. Todo eso no es agresión: es búsqueda de equilibrio interno.

2. Sistema vestibular: el equilibrio emocional del equilibrio físico

Es el sistema del movimiento, la gravedad y la orientación espacial. Cuando está alterado hay miedo a moverse, torpeza, mareos, dificultad para subir escaleras, problemas de coordinación y ansiedad ante giros o saltos. El movimiento regula la emoción; sin equilibrio interno, la ansiedad aumenta.

3. Sistema táctil: la frontera entre el mundo y mi piel

Texturas, temperatura, contacto, ropa, agua, arena, comida.

Cuando está hipersensible: la ropa molesta, los calcetines irritan, cortarse el cabello duele, tocar plastilina da miedo y el baño provoca llanto. La TO enseña al cuerpo a tolerar el mundo poco a poco, sin traumas.

21.3 La terapeuta ocupacional: una traductora entre el mundo y el niño

La terapeuta ocupacional observa cosas que otros no ven: ¿Cómo pisa el niño?,¿cómo respira?, ¿cómo se mece?, ¿cómo se sienta?, ¿cómo juega?, ¿cómo sostiene un lápiz?, ¿cómo come?,

¿cómo se mueve cuando nadie lo mira? Es una detective del cuerpo. Una intérprete del lenguaje sensorial. Una guía que ayuda al niño a entenderse y a ser entendido.

Elementos y propósitos de la TO

Una sesión de terapia ocupacional no se parece a una clase. Es juego, movimiento, estímulo y calma integrados con precisión científica. Allí encontramos columpios vestibulares, pelotas terapéuticas, túneles, escaleras de espuma, rodillos de presión, tablas de equilibrio, objetos de peso y actividades táctiles.

Cada elemento es usado con un propósito: regular, calmar, integrar, fortalecer y preparar el cerebro para aprender. El niño no "solo juega". Está reorganizando su sistema nervioso.

La terapia ocupacional también trabaja con vestir y desvestirse, el baño, la alimentación sensorial, el sueño, el uso de cubiertos, los hábitos de casa, el juego funcional, la escritura y la tolerancia a la frustración. Pequeños actos que, para otros niños, son automáticos pero para un niño autista pueden ser desafíos monumentales.

Beneficios de la TO

Cuando un niño logra regular su cuerpo mejora la atención, disminuyen los *meltdowns*, se reducen las crisis sensoriales, aumenta la comunicación, mejora el sueño, aparece el juego, surge la calma y se abre la puerta al aprendizaje. El cuerpo deja de ser enemigo para convertirse en hogar.

Enseñanzas para las familias

La terapeuta no trabaja sola. Enseña a la familia cuándo dar presión profunda, cómo preparar el ambiente, cómo anticipar crisis, cómo regular antes de corregir, cómo usar los intereses del niño, cómo interpretar señales sensoriales y cómo evitar sobrecargas. Un hogar que entiende el cuerpo del niño es un hogar donde el niño puede crecer.

La terapia ocupacional no "corrige", transforma. No busca normalizar. No busca presionar. No busca cambiar quién es el niño. Busca proteger, aliviar, integrar, expandir, acompañar, regular y sostener.

La terapia ocupacional es ciencia, sí. Pero también es cariño, paciencia y presencia. Es mirar al niño no desde la conducta o el rendimiento, sino desde su cuerpo, su neurología y su experiencia interna.

Así la terapia ocupacional se convierte en uno de los pilares más humanos y transformadores del acompañamiento autista.

CAPÍTULO 22
Terapia del lenguaje y comunicación aumentativa: cuando la voz adopta muchas formas

En el autismo la voz no siempre se escucha en palabras, sino en gestos, imágenes, tecnología y ritmo, recordándonos que comunicar es mucho más que hablar.

22.1 Introducción

Hay niños que hablan tarde. Hay niños que hablan diferente. Y hay niños cuyos mundos internos son tan ricos, tan complejos, tan llenos de imágenes, patrones, sensaciones y significados que el lenguaje oral simplemente no basta para contenerlos.

En el autismo la comunicación no empieza en la boca. Empieza en el cuerpo, en la mirada, en la intención, en la respiración, en el gesto, en la energía que el niño emite antes de emitir una palabra.

La terapia del lenguaje no busca "forzar a hablar", sino **descubrir cómo ya está comunicándose el niño** y construir un puente desde ese punto hacia la interacción humana.

La comunicación aumentativa y alternativa (AAC) no es un sustituto de la voz. **Es otra forma de voz.** Otra vía para que el niño diga: "estoy aquí", "tengo algo que decir", "este soy yo".

22.2 La falsa idea del "silencio" autista

Durante décadas el niño que no hablaba era visto como un misterio insondable o una incógnita intelectual. Hoy sabemos que eso es falso. Un niño que no habla puede pensar profundamente, puede razonar con claridad, puede entender mucho más de lo que expresa, puede sentir con la misma intensidad que cualquier otro y puede tener una memoria excepcional.

El problema no es la inteligencia. Es **la ruta de salida**. El lenguaje verbal es solo una autopista más dentro de un cerebro que, muchas veces, prefiere caminos alternativos: visuales, sensoriales, rítmicos o gestuales.

El terapeuta del lenguaje es un traductor profesional de modos de comunicación. Un explorador de signos pequeños. Un lector de gestos mínimos. Un artesano del diálogo. Observa cómo el niño señala, qué mira y por cuánto tiempo, cómo imita, cómo responde a su nombre, qué sonidos produce, qué emociones acompasan su respiración, cómo juega simbólicamente y cómo intenta decir algo sin palabras.

A partir de eso, construye un mapa: "¿Qué capacidades ya están presentes?" "¿Qué rutas pueden desarrollarse?" "¿Qué rutas alternativas serán necesarias?".

Hay niños que comunican a través de tarjetas con dibujos, gestos naturales, señas, aplicaciones electrónicas, dispositivos con voz, fotos, escritura precoz, ecolalia (repetición de frases), guiones de películas o patrones sonoros (figura 22).

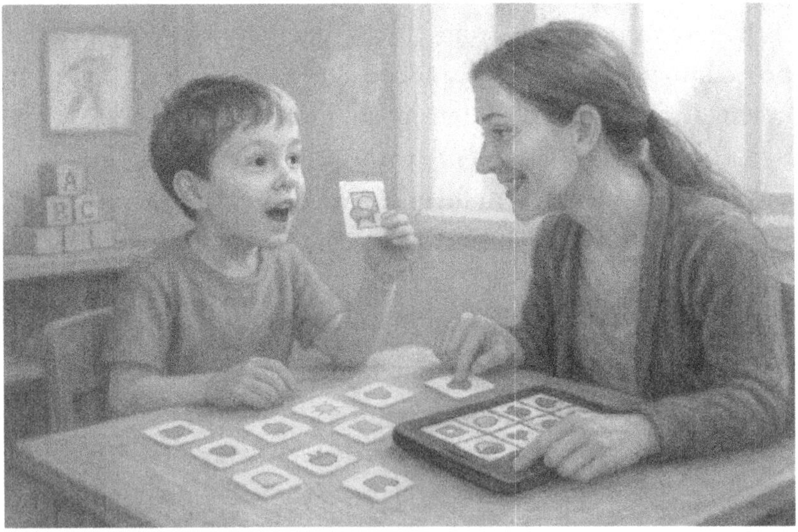

Figura 22. La comunicación aumentativa y la terapia del lenguaje como puertas múltiples hacia la expresión, donde cada gesto, imagen o sonido se convierte en una forma legítima de voz.

Cada uno de estos lenguajes es legítimo. Cada uno es una puerta. Cada uno merece ser escuchado. Durante años fue vista como un síntoma vacío. Hoy sabemos que la ecolalia regula la emoción, disminuye la ansiedad y expresa necesidades. Es una forma de pensamiento ecovisual, permite ensayar ideas y facilita la transición al lenguaje espontáneo. La ecolalia **no es un error**. Es un puente.

La Comunicación Aumentativa y Alternativa (AAC) incluye tablets con pictogramas, aplicaciones especializadas, sistemas PECS, tableros de comunicación y dispositivos con voz sintetizada. Los estudios son claros: los niños que usan AAC **tienen más probabilidades de desarrollar lenguaje**, no menos.

La AAC reduce la frustración, mejora la comprensión, aumenta el vocabulario, favorece la interacción social, fortalece la autoestima y devuelve la dignidad comunicativa. Usar AAC no impide hablar. Impide **no poder comunicarse**.

22.3 Cuando las primeras palabras no son "mamá" ni "papá"

A veces la primera palabra es "más", "no", "quiero", "grande", "tren", "amarillo", "gato". O incluso un botón en una tablet que dice: "necesito un descanso". Eso también es lenguaje. Eso también es comunicación. Eso también es un milagro humano.

Muchos niños autistas no responden a su nombre, pero sí escuchan la vibración de un motor a distancia, el sonido de una puerta, una melodía, una palabra que les importa, un eco interno que los calma.

El problema no es la audición. Es la priorización sensorial. El cerebro está ocupado procesando otras cosas, a veces más urgentes para él. El terapeuta del lenguaje no obliga a escuchar; enseña a compartir el foco, poco a poco, sin violencia sensorial.

El lenguaje nace en el juego porque el juego es emoción, imaginación, turno, intercambio, sorpresa, anticipación. En el autismo el juego puede requerir más estructura, más tiempo, más repetición, menos ruido, menos presión. Pero el potencial está ahí siempre.

El terapeuta del lenguaje enseña a la familia a narrar la rutina diaria, a usar frases simples, a respetar el tiempo de respuesta, a ofrecer elecciones, a celebrar intentos, a predecir lo que el niño quiere decir, a no corregir cada error, sino expandir la idea. Un hogar que se convierte en un entorno comunicativo es un hogar donde el niño encuentra su voz, con palabras o sin ellas.

Hablar no es el único fin, comunicar es el verdadero objetivo. La terapia del lenguaje:

- No "normaliza".
- No borra particularidades.
- No exige uniformidad.
- Acepta todas las formas de comunicación como valiosas.
- Respeta todas las rutas como legítimas.
- Honra el ritmo, la sensibilidad y la profundidad del niño autista.

Porque hablar es solo una de las formas que tiene el ser humano para decir "existo". Pero comunicar es lo que nos hace humanos.

En el autismo, cuando la comunicación finalmente aparece —sea con la voz, con los ojos, con un gesto, con un botón en una pantalla—, es una de las expresiones más hermosas de la neurodiversidad.

CAPÍTULO 23
Regulación emocional, *meltdowns* y *shutdowns*: comprender, acompañar y prevenir

Cuando el sistema nervioso autista se desborda, la conducta no es un problema, sino una señal de que el cerebro necesita protección, contención y comprensión.

23.1 Introducción

Hay momentos en la vida de un niño autista en los que el mundo se vuelve demasiado. Demasiado ruidoso. Demasiado impredecible. Demasiado rápido. Demasiado brillante.

Demasiado caótico para una mente que necesita estructura, calma y anticipación. Cuando la carga sensorial y emocional supera la capacidad del niño para procesarla, el cuerpo hace lo que sabe hacer para protegerse: **entra en un *meltdown* o en un *shutdown***.

Un *meltdown* no es un berrinche. Un *shutdown* no es flojera. Ambos son **respuestas neurobiológicas de defensa**. El error no está en el niño. Está en el ambiente que no supo regularse a su ritmo.

23.2 ¿Qué es un *meltdown* y un *shutdown*?

Un *meltdown* es una explosión de sobrecarga sensorial y emocional. Es el sistema nervioso diciendo: "no puedo más". Puede verse como gritos, llanto intenso, correr sin control, tirarse al suelo, golpearse o golpear objetos, morder la ropa o las manos, taparse los oídos, tiritar o mostrar desesperación.

Desde fuera parece agresivo. Desde dentro es **dolor, desbordamiento y pérdida temporal de control**. El niño no elige un *meltdown*. Sufre un *meltdown*.

A veces el niño no explota hacia afuera. Explota hacia adentro. Eso es un *shutdown*: se queda en silencio, se paraliza, no responde, baja la mirada, parece ausente, evita cualquier estímulo, quiere esconderse y se desploma emocionalmente.

Es una desconexión protectora, como apagar todas las luces para evitar que se funda el sistema eléctrico.

El *shutdown* es cómo se siente. Uno es ruido. El otro es silencio. Ambos son sufrimiento. Los *meltdowns* y *shutdowns* no ocurren "de repente". Siempre hay detonantes: ruido intenso, luces fuertes, cambios inesperados, lenguaje rápido o complejo, hambre, calor, presión social, demasiada gente, conflictos familiares, falta de sueño, ropa incómoda, tareas escolares sobrecargadas. El niño no puede explicarlo. Pero el cuerpo sí lo grita.

Durante un *meltdown* ocurre una tormenta neuroquímica: aumenta de manera abrupta el cortisol, se activa la amígdala, se hiperexcita el sistema simpático, se pierde el acceso a funciones ejecutivas y se interrumpe la regulación emocional.

Es literal: el cerebro entra en modo de supervivencia. Durante un *shutdown* el sistema parasimpático toma el control, la mente se "apaga", se reduce la energía mental disponible, se bloquean la comunicación y la acción. No son caprichos. Son mecanismos de supervivencia.

Durante un *meltdown* o *shutdown* la regla de oro es simple: no corregir, no exigir, no discutir. Durante una crisis, el niño no puede razonar, negociar, aprender, seguir instrucciones ni autocontrolarse.

En cambio, puede sentir miedo o dolor, necesitar contención o padecer confusión. Lo que ayuda es reducir estímulos, bajar luces, bajar el volumen, hablar lento y suave, dar espacio seguro, ofrecer presión profunda si al niño le ayuda y validar sin juzgar: "estás abrumado, estoy contigo".

Lo que empeora la situación son los gritos, los castigos, los sermones, las amenazas, el contacto físico forzado, el sarcasmo y las prisas. El objetivo no es calmar rápido. Es **dar seguridad**.

Después de un *meltdown* el niño queda exhausto. Puede sentirse avergonzado y necesita descanso, silencio y cariño tranquilo.

Después de un *shutdown* necesita tiempo para "encenderse" de nuevo. Puede evitar la interacción, hablar poco y necesita movimientos suaves y estímulos predecibles. Los adultos deben sostener, no exigir.

23.3 La prevención: el verdadero tratamiento

La prevención se basa en:

1. **Conocer los detonantes:** cada niño tiene su "huella sensorial".
2. **Regular el ambiente:** más anticipación, menos caos.
3. **Enseñar comunicación funcional:** un niño que puede pedir "descanso" tiene menos crisis.
4. **Proteger los intereses profundos:** son refugio, no obsesión.
5. **Mantener horarios predecibles:** reducen la ansiedad y la desorganización.
6. **Intervención sensorial diaria:** TO, movimiento, peso, calma profunda.
7. **Cuidar el sueño:** el sueño es neurología en reparación.

Muchos padres viven *meltdowns* en público: miradas, críticas, comentarios, susurrus y juicios injustos. Nadie ve la lucha interna del niño. Nadie ve el dolor sensorial. Nadie ve la montaña emocional. La familia no necesita culpas sino comprensión, estrategias y sostén.

Los profesionales no somos domadores de conducta. Somos acompañantes de un sistema nervioso diferente. No buscamos suprimir la crisis sino entenderla. No queremos apagar al niño. Queremos encender su capacidad de regularse, poco a poco, con respeto y humanidad.

Los *meltdowns* no definen al niño. Definen lo que el mundo todavía no ha aprendido a comprender. Regulación no significa obediencia. Significa seguridad. Prevención no significa control. Significa anticipación. Acompañar no significa cambiar al niño. Significa estar con él mientras su mundo interior se reorganiza. Este capítulo no enseña a "evitar comportamientos". **Enseña a proteger corazones** (figura 23).

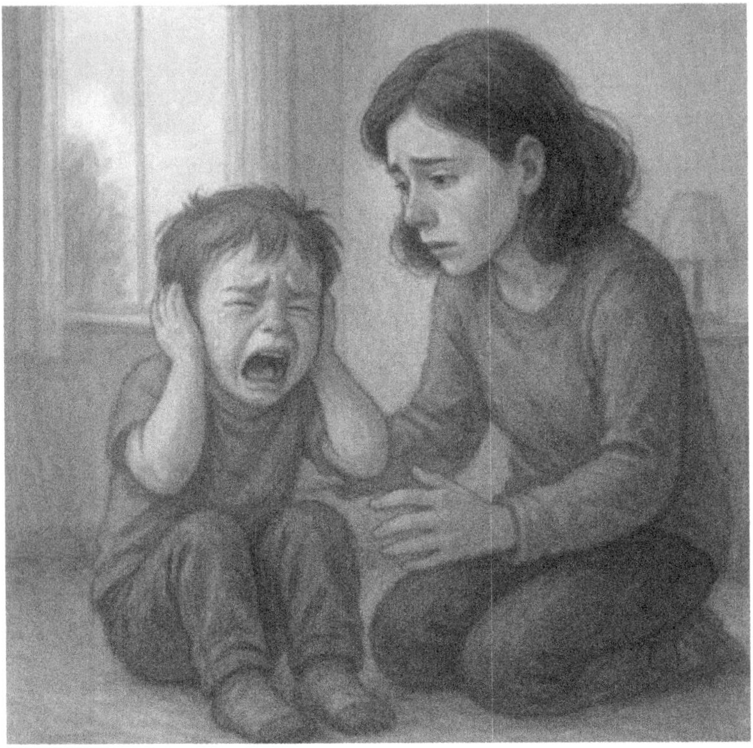

Figura 23. La experiencia sensorial y emocional del *meltdown*, acompañado por una figura adulta que ofrece calma, presencia y contención durante la tormenta interna del niño.

CAPÍTULO 24
Salud mental en el autismo: ansiedad, depresión, trauma y *burnout* autista

En el autismo la ansiedad, la depresión y el burnout no surgen solo desde dentro, sino del encuentro constante entre una mente altamente sensible y un mundo que no siempre está diseñado para ella.

24.1 Introducción

Hablar de autismo sin hablar de salud mental es contar solo la mitad de la historia. No porque el autismo sea una enfermedad mental —porque no lo es—, sino porque **vivir en un mundo que no está diseñado para tu forma de sentir, pensar y percibir** deja cicatrices invisibles.

Muchos niños, adolescentes y adultos autistas cargan no solo con sus propios desafíos neurológicos, sino con incomprensión, rechazo, sobreexigencia, soledad, frustración, miedo constante al error, agotamiento sensorial y presión para "encajar".

Esa mezcla explosiva de factores ambientales y biológicos puede convertirse en ansiedad, depresión, trauma e incluso *burnout* autista. Este capítulo es una invitación a mirar esa realidad con ojos clínicos, pero también con corazón humano.

24.2 Cuando el mundo es una amenaza constante

Hasta el 80 % de las personas autistas presentan ansiedad significativa. No es ansiedad "por nada". Es ansiedad porque el ruido duele, los cambios desorganizan, las personas confunden, el lenguaje social es impredecible, el cuerpo no siempre obedece, las sensaciones son abrumadoras, los estímulos llegan sin filtro y las reglas sociales parecen un acertijo sin solución.

La ansiedad autista no nace del pensamiento. Nace de la percepción. El cerebro autista vive en modo de alerta porque el ambiente nunca es completamente seguro.

No es que el autismo produzca depresión. Es el **contexto** el que lo hace ser malinterpretado, ser rechazado por ser diferente, ser corregido constantemente y el que lo lleva a enmascarar todos los días, tener que "actuar normal" para sobrevivir, sentir que nunca se es suficiente, vivir sin un lenguaje emocional compartido, perder amistades por malentendidos y sentir que el mundo no tiene espacio para uno.

La depresión en autismo es una mezcla de soledad acumulada, falta de pertenencia y agotamiento emocional.

Muchos autistas experimentan trauma, pero por años nadie lo reconoció. ¿Por qué? Porque el trauma autista se ve diferente. No aparece como "recuerdos intrusivos".

Aparece como pánico a lugares específicos, regresión de habilidades, mutismo, *shutdowns* prolongados, aislamiento social, rechazo a ciertas personas, hipersensibilidad extrema o pérdida de regulación emocional,

Las **causas más frecuentes** son hospitalizaciones forzadas, entornos sensoriales agresivos, burlas, acoso y *bullying*, castigos por *stimming*, separación inesperada de cuidadores, violencia doméstica, terapias rígidas o invasivas o exigencias imposibles de cumplir. El trauma autista no es menos trauma. Es trauma no reconocido.

El *burnout* autista es uno de los fenómenos más dolorosos y menos comprendidos. Ocurre cuando la persona actúa, se adapta, camina con cuidado, imita, sonríe por obligación, reprime sus necesidades sensoriales, se exige hablar o socializar y se fuerza a funcionar en un mundo hostil día tras día, año tras año.

El *burnout* es el colapso del cuerpo y la mente después de vivir demasiado tiempo en un entorno que exige demasiado y comprende demasiado poco. Sus síntomas incluyen agotamiento extremo, mutismo temporal, pérdida de habilidades, hipersensibilidad sensorial, ansiedad intensa, depresión, aislamiento, irritabilidad e incapacidad para hacer tareas básicas. No es flojera.

No es desmotivación. Es el cuerpo diciendo: "ya no puedo seguir sobreviviendo así".

24.3 La salud mental autista no se trata como cualquier otra

Los tratamientos tradicionales funcionan, pero adaptados: la psicoterapia debe ser concreta, visual y predecible; el ambiente debe ser sensorialmente seguro; el tiempo de procesamiento debe ser respetado; la comunicación debe ser clara y directa; el terapeuta debe conocer neurodiversidad; la ansiedad se debe regular desde el cuerpo antes que desde el pensamiento. Y algo más importante: nunca se debe patologizar el autismo en sí. Se trata la angustia, no la identidad (figura 24).

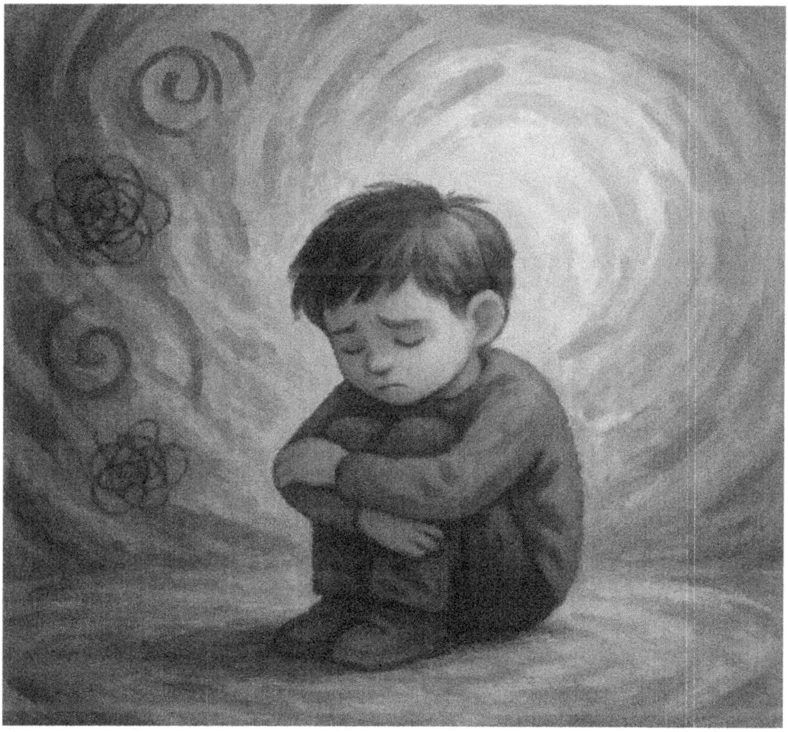

Figura 24. La salud mental en el autismo representada como un niño en vulnerabilidad emocional, rodeado por un torbellino sensorial que simboliza la ansiedad, el trauma y el agotamiento, mientras una luz cálida alude a la esperanza y la comprensión.

Un niño que es comprendido se calma. Un adolescente que es escuchado se deja de romper por dentro. Un adulto que deja de enmascararse recupera su energía vital. Una familia que aprende el lenguaje autista reconstruye la confianza. Una sociedad que acepta la neurodiversidad salva vidas. La salud mental en el autismo no es un lujo. Es supervivencia emocional. Y también es justicia humana.

Ningún niño autista debe sufrir solo. Ningún adulto autista debe enmascararse hasta romperse. La meta no es corregirlos. La meta es acompañarlos. La meta no es normalizarlos. La meta es proteger su dignidad. La meta no es enseñarles a sobrevivir en un mundo que no los entiende. La meta es enseñar al mundo a entenderlos a ellos.

CAPÍTULO 25
El rol de la familia: ¿cómo crear un hogar predecible, regulado y neuroaccesible?

El hogar en el autismo no es solo un lugar, sino un sistema nervioso compartido donde la calma, la estructura y la previsibilidad construyen seguridad.

25.1 Introducción

Antes que terapeutas, antes que maestros, antes que diagnósticos, antes que cualquier otro sistema del mundo... **La familia es el primer entorno terapéutico del niño autista**. Un hogar puede ser ruido o refugio. Puede ser presión o alivio. Puede ser una guerra diaria o la base segura desde la cual el niño se atreve a explorar el mundo.

No existe terapia más poderosa que un hogar que entiende, que se adapta, que observa, que escucha, que acompaña. Y no existe dolor más profundo que crecer en un hogar donde uno es corregido por ser quien es, en vez de ser sostenido en su diferencia. En el autismo, la familia no es un espectador. Es el corazón del tratamiento.

25.2 La familia como traductora del mundo

El niño autista vive en un cuerpo, un cerebro y un mundo sensorial que muchas veces se encuentra en desacuerdo con el entorno. Cada día la familia traduce luces fuertes, ruidos inesperados, lenguaje complejo, cambios de rutina, texturas difíciles, demandas sociales y emociones intensas.

La familia es puente: entre el niño y el mundo, entre el caos y la calma, entre la sobrecarga y la regulación. Un hogar neuroaccesible no es un hogar "especial". No requiere equipo caro ni modificaciones difíciles. **Requiere comprender la neurología del niño**.

Un hogar neuroaccesible incluye zonas tranquilas sin ruido, un espacio donde el niño pueda retirarse sin ser castigado, juguetes sensoriales accesibles, rutinas predecibles, luz suave, anticipaciones visuales, estructura clara, reglas concretas y no ambiguas, aceptación de *stimming* como forma de regulación y cero gritos y castigos impulsivos. Un hogar así no "consiente": **regula, organiza y sostiene**.

El cerebro autista florece cuando sabe qué va a pasar. La anticipación no es control. Es seguridad. Cuando la rutina es clara baja la ansiedad, desaparecen muchas crisis, mejora el sueño, aumenta la cooperación y el niño se siente dueño de su vida. Los apoyos visuales —horarios, dibujos, flechas, fotos— valen más que mil palabras.

Una de las reglas de oro del autismo es: **el niño no aprende si no está regulado. El niño no obedece si tiene miedo. El niño no escucha si está sobrecargado.** Por eso, antes de corregir conducta, la familia debe preguntarse:

¿Está cansado? ¿Tiene hambre? ¿Hay ruido? ¿Hay luces fuertes? ¿Hay demasiada gente? ¿Está frustrado? ¿Tiene miedo? ¿Necesita moverse? ¿Necesita silencio? ¿Necesita presión profunda? Corregir sin entender es castigar al niño equivocado.

Ser hermano o hermana de un niño autista es una experiencia profunda y ambivalente. En esté tipo de relación puede haber amor, orgullo, protección, cansancio, confusión, celos o admiración. Los hermanos necesitan tiempo individual con los padres, explicaciones claras, herramientas para entender, permiso para sentir y espacios propios. Cuando se apoyan, se convierten en los defensores más leales del niño autista.

Criar a un niño autista requiere paciencia, flexibilidad, fuerza emocional, creatividad y resiliencia diaria. Pero también puede producir culpa, miedo al futuro, insomnio, estrés crónico, cansancio extremo, aislamiento social y desgaste matrimonial.

Un padre que está agotado no está fallando. Es humano. Por eso, la familia también necesita descanso, apoyo emocional, comunidad, educación, autocuidado y respeto social. La salud mental de los padres es parte del tratamiento del niño.

Muchos abuelos crecieron en una época donde el autismo no existía como concepto. No es raro que nieguen el diagnóstico, lo confundan con mala crianza, digan "en mis tiempos eso no pasaba" o sientan que sus hijos están exagerando. Pero cuando comprenden, se convierten en pilares fundamentales: tiernos, pacientes, protectores, presentes.

El papel de la familia no es "curar" el autismo. Es proteger al niño de un mundo que a veces no lo ve. Proteger no es sobreproteger. Es comprender. Acompañar no es controlar. Es sostener. Educar no es forzar. Es guiar. Un hogar que entiende al niño es el lugar donde este aprende a entenderse a sí mismo.

Y un niño que crece comprendido, crece con alas. Porque en el autismo, la familia no solo cuida el cuerpo y la mente del niño. Cuida su dignidad, su identidad, su esencia. Un hogar neuroaccesible no transforma al niño. Transforma al mundo (figura 25).

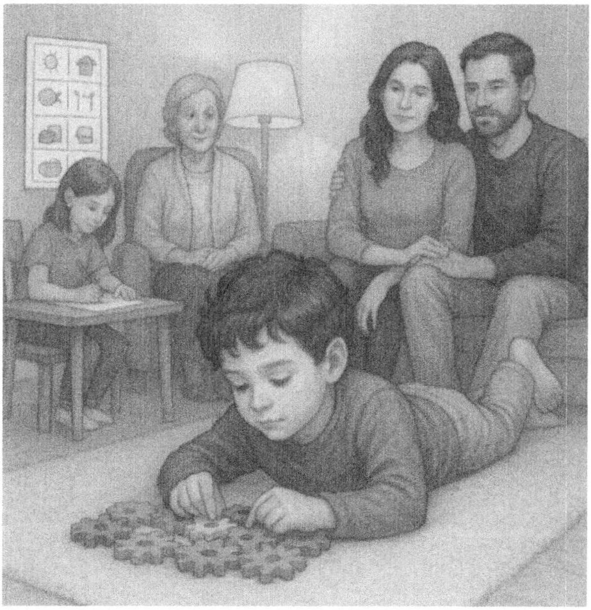

Figura 25. La familia como el primer entorno terapéutico, un hogar neuroaccesible donde el niño autista puede regularse, explorar y ser comprendido.

CAPÍTULO 26
El papel de la escuela: inclusión real, adaptaciones y neuroeducación aplicada

La inclusión en el autismo no es permitir la presencia, sino crear condiciones donde el cerebro pueda aprender, regularse y participar sin dejar de ser quien es.

26.1 Introducción

Para un niño autista la escuela puede ser dos mundos opuestos: un infierno sensorial o un espacio donde florece su inteligencia. La diferencia no está en el niño. Está en el sistema.

La escuela es el lugar donde el niño pasa miles de horas. Si ese lugar no comprende su cerebro, si no reconoce sus necesidades, si no adapta su ritmo, si no respeta su forma de aprender, entonces la escuela deja de ser un sitio de aprendizaje y se convierte en un campo de batalla.

Pero cuando una escuela se transforma, aunque sea un poco, aunque sea con un maestro, aunque sea con un rincón tranquilo, **el niño se transforma junto con ella**. Este capítulo es un mapa para ayudar a educadores, padres y profesionales a entender qué necesita un niño autista para aprender sin romperse por dentro.

26.2 Una escuela sensorial, social y emocional

Para muchos niños autistas, lo difícil no es sumar, leer o escribir. Lo difícil es soportar el ruido del salón, tolerar las luces fluorescentes, entender instrucciones verbales largas, hacer filas, manejar el recreo, regular la ansiedad social, comprender las reglas implícitas, resistir la sobrecarga táctil y sobrevivir sin un espacio de escape.

La escuela tradicional sobrecarga antes de enseñar. Inclusión no es sentar al niño en el mismo salón, es adaptar el salón a su cerebro. La inclusión real requiere comprender su perfil sensorial, anticipar transiciones, usar apoyos visuales, permitir descansos reguladores, flexibilizar tareas, evaluar de formas alternativas, reducir lenguaje complejo, estructurar sin rigidez, permitir *stimming* y eliminar castigos basados en sobrecarga. Un niño no puede aprender si está defendiéndose de su ambiente.

Un maestro que comprende el autismo cambia el destino de un niño, reconstruye la autoestima, protege la curiosidad, reduce la ansiedad, previene trauma escolar, fortalece la identidad y abre ventanas de aprendizaje reales. Los maestros que abrazan la neurodiversidad no solo enseñan contenido. Enseñan dignidad.

Para muchos niños autistas, lo visual es más claro que lo verbal. Los apoyos esenciales incluyen horarios visuales, tarjetas de emociones, listas paso a paso, flechas, colores, categorías, reglas claras en pictogramas y anticipaciones ("después de esto viene esto"). La visualización reduce la ansiedad, mejora la conducta y organiza el caos interno.

Pequeños cambios producen enormes resultados, por ejemplo: asientos lejos del ruido, esquinas sensoriales tranquilas, audífonos protectores, pausas reguladoras, tareas reducidas pero significativas, más tiempo en exámenes, instrucciones cortas y literales, permitir el movimiento y los objetos reguladores. Esto no es "consentir". **Es hacer posible el aprendizaje**.

El recreo es ruido, caos, estímulo, contacto físico, velocidad. Para muchos niños autistas es también dolor, ansiedad, confusión, riesgo de *bullying* y sobrecarga inmediata. Pero con zonas tranquilas, juegos estructurados, apoyo adulto cercano, amigos guías o actividades sensoriales reguladoras el recreo puede transformarse en un espacio real de socialización.

Los niños autistas tienen hasta **tres veces más riesgo** de ser víctimas de *bullying*. ¿Por qué? Porque comunican diferente. Reaccionan diferente. Juegan diferente. No entienden el sarcasmo. No anticipan malicia. Confían demasiado. Son blanco fácil para niños crueles. El *bullying* no es "parte de crecer". Es trauma. Y deja cicatrices que duran toda la vida. Cada escuela debería tener tolerancia cero, protocolos claros y supervisión real en relación con el *bullying.*

Cuando la relación maestro-familia funciona bien, es sinónimo de comunicación constante, respeto mutuo, coherencia entre casa y escuela, estrategias compartidas, anticipación coordinada y apoyo emocional para el niño.

Cuando no funciona emerge la culpa mutua, el desgaste, la frustración, las intervenciones contradictorias, el estrés enorme para el niño. La escuela y la familia deben hablar el mismo idioma: el idioma del niño.

El cerebro autista aprende cuando se siente seguro, entiende qué viene después, puede moverse, usa intereses profundas, recibe información concreta, procesa a su ritmo, tiene tiempo para regularse y encuentra sentido en la tarea. Eso no es educación especial. Es educación humana.

La escuela existe para el niño, no el niño para la escuela. La inclusión no es un favor. Es un derecho. Y la educación no es memorización. Es acompañar a un cerebro único a descubrir su potencial. Cuando la escuela comprende al niño autista, el niño autista no solo aprende: florece (figura 26).

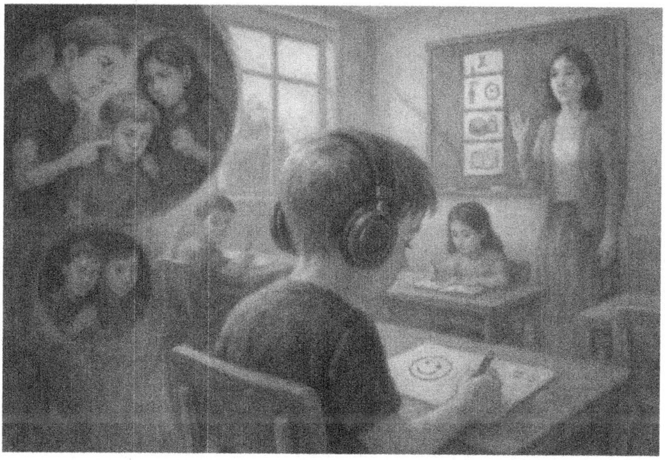

Figura 26. Un niño autista encuentra calma y enfoque en un aula adaptada, mientras la escuela representa tanto los desafíos sociales como la posibilidad de una inclusión real y humana.

PARTE VII.
ETAPAS DE LA VIDA AUTISTA

CAPÍTULO 27
La adolescencia autista: identidad, cuerpo, socialización y autodefensa emocional

En la adolescencia autista, el cuerpo cambia, la identidad se redefine y el mundo social se vuelve más complejo, mientras la mente intenta encontrar su lugar sin dejar de ser auténtica.

27.1 Introducción

La adolescencia es una tormenta universal. Es el momento en que el cuerpo cambia, el cerebro se reorganiza, las emociones explotan, la identidad se fragmenta y se reconstruye.

Pero para un adolescente autista esta etapa no es solo una tormenta. Es un torbellino vivido con los sentidos amplificados, las expectativas sociales multiplicadas y un sistema nervioso que ya estaba navegando un mundo difícil mucho antes de que llegara la pubertad.

La adolescencia autista no es solo una fase de transición. Es un territorio neurológico, emocional y social que requiere comprensión profunda, apoyo específico y un mapa distinto.

27.2 ¿Quién soy cuando el mundo me pide ser otro?

En la adolescencia, todos los seres humanos se preguntan: "¿Quién soy?", "¿cómo me ven los demás?", "¿a dónde pertenezco?" Pero el adolescente autista enfrenta un dilema más profundo: "¿Debo ser yo… o debo actuar como esperan que sea para sobrevivir?"

Aquí aparecen fenómenos como: autocuestionamiento ("¿por qué soy diferente?"), despersonalización por enmascaramiento ("no sé qué parte soy yo y qué parte es mi máscara"), comparación dolorosa con pares, vergüenza por conductas reguladoras (*stimming*), dificultad para encontrar tribu y sensación de ser observado y juzgado constantemente. La identidad autista es sólida, pero el mundo la erosiona si no se protege.

La pubertad ya es confusa para cualquier joven. Para un autista, puede sentirse como un cambio sensorial abrumador, un cuerpo que se vuelve impredecible, olores nuevos demasiado intensos, texturas corporales distintas, ropa que de pronto incomoda, emociones amplificadas hasta el dolor, impulsos que no se entienden, torpeza motora por el crecimiento rápido e incomodidad con su propia imagen.

Muchos adolescentes autistas sienten que su propio cuerpo "ya no es suyo". Se requiere educación sexual adaptada, visual, concreta y respetuosa, que explique el consentimiento, la higiene, la privacidad, la masturbación segura, los límites sociales, los cambios hormonales, las emociones nuevas y la atracción romántica sin infantilizar, sin tabúes y sin miedo.

La adolescencia es la era del grupo, de la mirada del otro, de la amistad definida por códigos implícitos. Para un adolescente autista, esto puede ser un laberinto: el sarcasmo se vuelve ley social, los cambios de tono transmiten más que las palabras, la moda define pertenencia, los silencios dicen más que los discursos, el humor se vuelve críptico, las dinámicas grupales exigen lectura rápida de emociones y la intimidad con amigos requiere habilidades no explícitas.

El adolescente autista no falla en socializar. El mundo falla en enseñar explícitamente lo que los demás aprenden sin esfuerzo. Por eso, necesitan guías de habilidades sociales concretas, desgloses visuales de situaciones, prácticas seguras en entornos controlados, amigos neurodiversos, validación, no corrección constante y espacios tranquilos para recuperar energía.

El adolescente autista tiene **tres veces más riesgo** de sufrir *bullying*. ¿Por qué? Porque interpretan literalmente, confían demasiado, reaccionan diferente, se aíslan por ansiedad, no anticipan malicia, no saben leer dobles intenciones, no responden "como se espera".

El *bullying* no es un evento. Es una herida en la identidad. Los efectos pueden ser devastadores: depresión, ansiedad social, negación de la identidad autista, autolesiones, ideación suicida, retraimiento extremo, caída escolar, *burnout* emocional. Las escuelas deben actuar no con protocolos, sino con valentía. Proteger a un adolescente autista es proteger su vida.

En la adolescencia el enmascaramiento se intensifica: copiar gestos, imitar tonos, memorizar respuestas sociales, ocultar *stimming*, sonreír aunque duela, suprimir intereses profundas, actuar para encajar.

Pero el costo es alto: agotamiento extremo, desconexión de la identidad, ansiedad crónica, depresión, *burnout* académico, pérdida de autenticidad. El adolescente necesita espacios donde pueda no actuar.

La adolescencia autista necesita algo esencial: autodefensa emocional, una habilidad tan importante como leer o escribir. La autodefensa emocional incluye: identificar señales de abuso o manipulación, decir "no" sin culpa, reconocer cuándo retirarse, evitar relaciones tóxicas, pedir ayuda sin vergüenza, aceptar su diferencia como legítima, respetar sus límites sensoriales y validar sus necesidades sin esconderlas.

Proteger al adolescente autista no es sobreprotegerlo. Es equiparlo para un mundo que todavía no los comprende del todo.

Cuando un adolescente deja de ser corregido por todo, es escuchado en serio, encuentra amigos que aceptan su forma de ser, comprende su perfil sensorial, aprende a regularse, reconoce que no está "equivocado", respeta su cerebro y su ritmo, encuentra un interés profundo que lo impulsa, empieza a verse a sí mismo con orgullo.

Entonces ocurre algo hermoso: nace la identidad autista sana. Y esa identidad no solo es válida. Es poderosa (figura 27).

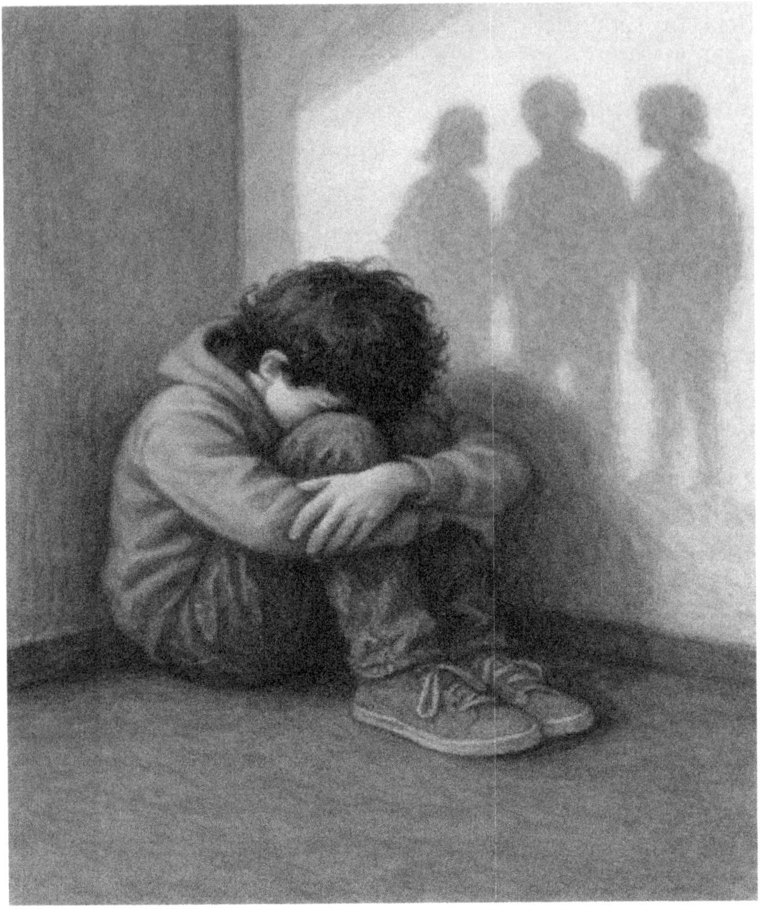

Figura 27. La adolescencia autista representada como el viaje complejo hacia la identidad, con un adolescente en introspección mientras el mundo social lo rodea con ruido y expectativas, y una luz interna simboliza su autenticidad y fuerza neurodiversa.

CAPÍTULO 28
La adultez autista: empleo, relaciones, independencia y vida plena

Ser adulto en el espectro es aprender a habitar un mundo diseñado para otros, construyendo identidad, relaciones y propósito desde una lógica propia.

28.1 Introducción

Durante años la ciencia y la sociedad se enfocaron casi exclusivamente en el autismo infantil, como si el niño autista desapareciera al cumplir 18 años. Pero los niños autistas crecen. Se convierten en adultos con sueños, talentos, necesidades, desafíos y derechos. Y la adultez autista es un territorio que requiere tanta comprensión como la infancia.

Este capítulo explora la vida adulta desde cuatro dimensiones esenciales: **el empleo, las relaciones, la autonomía y la posibilidad real de una vida plena**.

28.2 La identidad autista en la adultez: reconstruir lo perdido

Muchos adultos autistas llegan a la adultez cargando años de enmascaramiento, diagnósticos tardíos, *bullying* no resuelto, agotamiento crónico, baja autoestima, ansiedad permanente o trauma por invalidación.

Pero también llegan con una inteligencia única, una ética de trabajo profunda, una capacidad de hiperconcentración extraordinaria, una sensibilidad humana auténtica e intereses profundos que pueden convertirse en vocaciones.

Para muchos, recibir un diagnóstico de adulto es un alivio inmenso: "ahora entiendo quién soy", "ahora entiendo mi historia". La identidad autista adulta se construye muchas veces desde la sanación.

Más del **70 % de los adultos autistas están subempleados o desempleados**, no por falta de capacidad, sino por falta de comprensión. Los desafíos más frecuentes incluyen entrevistas basadas en lenguaje social, ambientes ruidosos o caóticos, instrucciones ambiguas, cambios constantes, tareas múltiples simultáneas, supervisores poco informados y discriminación explícita o encubierta.

Pero cuando el entorno laboral se adapta, los adultos autistas pueden sobresalir en programación, diseño, investigación, matemáticas, música, arte, análisis de datos, mecánica, logística, escritura y creatividad científica. Su enfoque profundo, honestidad, lealtad, pensamiento lógico y capacidad para detectar patrones los convierte en profesionales excepcionales. La inclusión laboral no es caridad. Es inteligencia social.

La independencia no significa lo mismo para todos. Para algunos adultos autistas es sinónimo de vivir solos, administrar su tiempo, manejar dinero, cocinar y conducir. Para otros es vivir con apoyo, recibir asistencia para decisiones complejas, tener acompañamiento terapéutico, vivir en residencias adaptadas o compartir hogar con familia o pareja.

La independencia no es un estándar. Es un **traje a la medida**. La clave es construir **vida con dignidad**, no vida "normalizada".

28.3 Autismo y romance

Los adultos autistas pueden formar relaciones románticas tan profundas y significativas como cualquier persona. Pero enfrentan desafíos particulares: interpretar señales románticas, identificar intenciones ambiguas, manejar demandas emocionales intensas, tener necesidad de un espacio personal, presentar sensibilidad al contacto físico o correr riesgo de relaciones abusivas por ingenuidad social.

Sin embargo, este tipo de relación también tienen cualidades excepcionales: la lealtad, la sinceridad absoluta, el amor honesto, la ausencia de juegos manipulativos, la dedicación total cuando confían y una forma de amar estable, auténtica y profunda. El amor autista no es limitado. Es **sutil, sensorial y genuino**.

Muchos adultos autistas llegan a consulta con ansiedad generalizada, depresión crónica, trastornos del sueño, *burnout*, trauma complejo, mutismo intermitente y fatiga social extrema. No por ser autistas, sino por vivir décadas sin diagnóstico, trabajar en ambientes no adaptados, enmascarar hasta agotarse, mantener relaciones tóxicas y carecer de apoyo social.

El tratamiento debe ser directo, concreto, visual, libre de metáforas confusas, respetuoso de los tiempos de procesamiento y compatible con sus necesidades sensoriales. La terapia que funciona es la que comprende su cerebro, no la que intenta cambiarlo.

Cada vez más adultos autistas encuentran comunidad en espacios neurodiversos, orgullo en su identidad, lenguajes propios (AAC, stimming, intereses profundos), carreras alineadas con su cerebro, parejas que los entienden, amistades profundas, proyectos significativos y autonomía según su definición (figura 28).

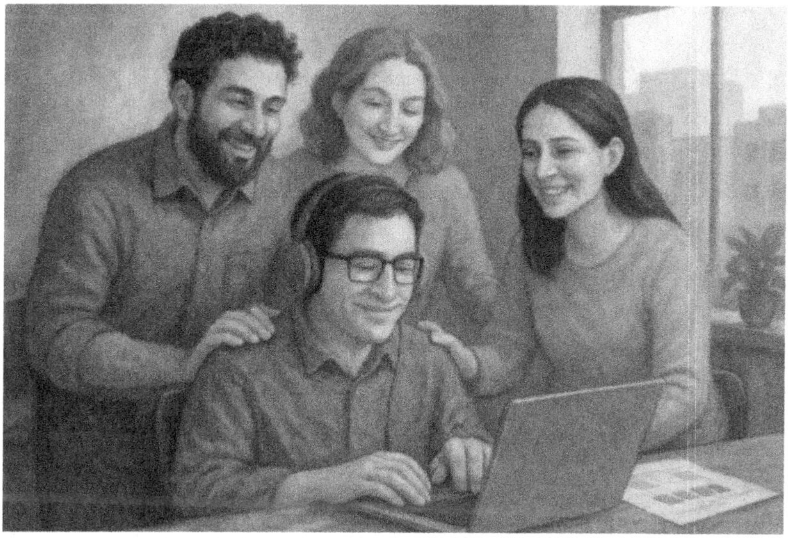

Figura 28. La adultez autista representada en un entorno laboral inclusivo, donde el talento, la calma sensorial y el apoyo humano permiten que una persona autista trabaje con dignidad y plenitud.

La vida plena autista es posible. Y no solo posible: es hermosa, digna y transformadora. El mundo no debe esperar que los adultos autistas cambien. El mundo debe cambiar la forma en que los mira.

CAPÍTULO 29
El autismo en mujeres: ciencia de lo invisible y del diagnóstico tardío

El autismo en mujeres no es menos frecuente, sino menos visible, oculto tras estrategias de adaptación que la ciencia apenas comienza a comprender.

29.1 Introducción

Durante décadas el autismo fue descrito, estudiado y diagnosticado a partir de **niños varones**. Los criterios diagnósticos, los ejemplos clínicos, las escalas, los estudios y los manuales se basaron casi exclusivamente en ellos.

El resultado fue devastador: **generaciones enteras de mujeres autistas crecieron sin diagnóstico, sin comprensión, sin apoyo y sin lenguaje para explicar su experiencia interna**. Este capítulo es un acto de justicia científica y humana. Un reconocimiento de lo invisible. Un espejo donde miles de mujeres finalmente pueden verse.

29.2 ¿Por qué las mujeres quedaron fuera del diagnóstico?

La ciencia describió el autismo como "tímidos genios varones" o "niños sin interés social". Ese estereotipo nunca representó a las niñas, que suelen ser socialmente imitadoras, verbalmente más hábiles, más sensibles al rechazo, más conscientes de sus diferencias, más silenciosas en su sufrimiento o "expertas" en enmascaramiento.

El sesgo histórico produjo diagnósticos tardíos, diagnósticos erróneos (ansiedad, TLP, depresión), invalidación emocional, trauma crónico y vidas enteras vividas sin respuesta. Una mujer autista ha sido invisible no porque fuese menos autista, sino porque la ciencia **no sabía dónde mirar**.

Las niñas y mujeres autistas destacan en algo que, paradójicamente, las perjudica: el camuflaje social. Desde pequeñas observan, imitan, memorizan frases, copian gestos, adaptan expresiones, silencian su incomodidad, reprimen *stimming*, soportan estímulos dolorosos o aparentan comprensión emocional.

Todo para evitar ser excluidas o etiquetadas. Pero el costo es enorme, que incluye: agotamiento, confusión de identidad, ansiedad intensa, depresión, *burnout*, crisis emocionales ocultas y colapsos silenciosos. El camuflaje no es una habilidad social. Es una herida.

29.3 Perfil de las mujeres autistas

Las mujeres autistas suelen tener un perfil distinto al descrito en manuales: intereses profundos, pero socialmente aceptados, hiperempatía emocional que las agota, ansiedad social extrema, hiperadaptación, miedo intenso al conflicto, sensibilidad sensorial dolorosa, tendencia al perfeccionismo, lectura obsesiva de normas sociales, amistades intensas que terminan en ruptura, dificultad para poner límites y agotamiento constante por aparentar. Por dentro viven tormentas que afuera no se ven.

La ciencia ha demostrado que muchas mujeres autistas sienten las emociones ajenas de forma amplificada, absorben estados emocionales del entorno, se sobrecargan con conflictos interpersonales, lloran con facilidad, presienten cambios afectivos y sostienen emocionalmente a otros mientras ellas se desmoronan. Durante años eso se confundió con "sensibilidad extrema", cuando en realidad es **empatía desregulada**.

Las mujeres autistas enfrentan riesgos específicos: dificultad para detectar manipulación, confusión entre amabilidad e interés romántico, relaciones abusivas, presión social para complacer, violencia sexual por ingenuidad social, falta de educación sexual adaptada, dependencia emocional extrema e idealización de la pareja. Pero también poseen fortalezas únicas: lealtad profunda, amor honesto, ausencia de juegos manipulativos, capacidad de entrega total y sensibilidad emocional verdadera. Necesitan apoyo, no corrección.

Muchísimas mujeres reciben diagnóstico a los 20, 30, 40, 50 o 60 años. Y cuando llega el diagnóstico, ocurre una mezcla compleja: alivio ("por fin entiendo quién soy"), duelo por la infancia no comprendida, rabia por el maltrato recibido, tristeza por relaciones rotas, reconstrucción de identidad, libertad emocional, alivio de no sentirse "locas" e inicio de un camino de autocuidado. El diagnóstico tardío no es fracaso. Es renacimiento (figura 29).

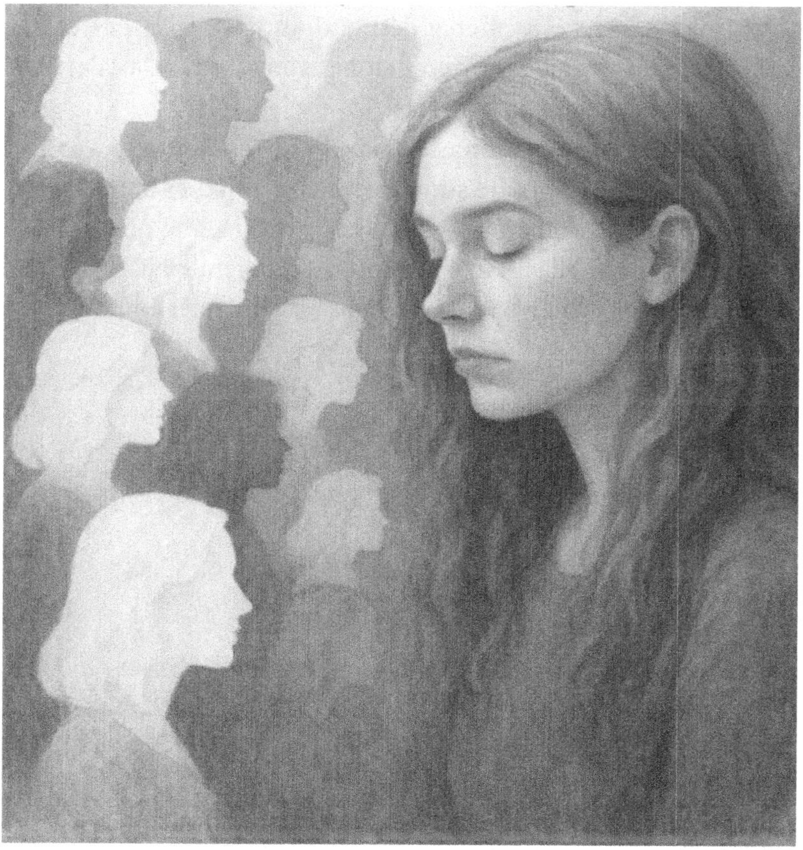

Figura 29. El autismo en mujeres representado como una identidad silenciada que finalmente emerge, con una figura femenina en introspección rodeada de siluetas que simbolizan generaciones invisibles y el despertar tardío hacia el autoconocimiento.

29.4 El reto de aprender de las mujeres autistas

Cuando una mujer autista recibe apoyo real, florece en la ciencia, el arte, la escritura, la música, la docencia, la medicina, la programación, la psicología, el diseño y el activismo neurodiverso. Las mujeres autistas poseen una combinación única de creatividad, pensamiento profundo, intuición, sensibilidad humana, ética de trabajo, perseverancia y memoria emocional. Son fuerzas transformadoras cuando son comprendidas.

De las mujeres autistas el mundo debe aprender que el autismo no tiene un solo rostro, que la empatía puede ser silenciosa, que el dolor puede esconderse detrás de una sonrisa perfecta, que la inteligencia puede ser emocional y analítica a la vez y la autenticidad es un acto de valentía.

El futuro será más humano cuando aprendamos a ver lo que durante décadas nadie supo mirar. Las mujeres autistas no estaban ausentes. Estaban silenciadas por un sistema que nunca fue diseñado para ellas. Hoy, por fin, están siendo vistas. Con ellas, el autismo se vuelve más real, más amplio, más humano.

CAPÍTULO 30
Autismo y envejecimiento: un territorio casi no estudiado

El autismo no desaparece con los años; envejece, se transforma y atraviesa el tiempo en un campo donde la medicina aún tiene más preguntas que respuestas.

30.1 Introducción

El autismo en la infancia se conoce. El autismo en la adolescencia se complica. El autismo en la adultez comienza a ser reconocido. Pero el autismo en la vejez… es un continente casi desconocido.

Muy pocos estudios, muy pocos especialistas, muy pocas estadísticas. Durante décadas las personas autistas envejecieron invisibles dentro de sistemas médicos que nunca estuvieron preparados para comprender su forma de sentir, pensar y procesar el mundo. Este capítulo ilumina ese territorio olvidado: **la vida autista en la edad madura y en la tercera edad.**

30.2 Una generación que nunca fue diagnosticada

Los adultos mayores autistas de hoy crecieron en una época sin lenguaje para describir su experiencia interna. A muchos se les llamó: "raros", "genios solitarios", "excéntricos", "tímidos extremos", "obsesivos", "malcriados", "antisociales". Otros recibieron diagnósticos incorrectos: ansiedad, depresión, esquizotipia, trastorno obsesivo, trastornos de personalidad y "problemas de conducta". Y muchísimos nunca recibieron nada.

Al llegar a los 50, 60 o 70 años, algunos descubren por primera vez por qué su infancia fue tan difícil, por qué nunca entendieron ciertos códigos sociales, por qué la gente los consideraba "distintos", por qué ciertos sonidos o texturas les afectaban tanto, por qué su energía social siempre fue limitada, por qué las relaciones fueron complejas o por qué se agotaban más rápido que los demás.

El diagnóstico tardío puede ser revelador, doloroso, sanador o liberador, a menudo todo al mismo tiempo.

Los estudios son escasos, pero emergen patrones: el procesamiento sensorial puede volverse más sensible, las rutinas se vuelven aún más importantes, los cambios súbitos generan mayor ansiedad, la fatiga social aumenta, la necesidad de silencio crece, el *burnout* puede hacerse crónico y las funciones ejecutivas pueden fluctuar.

Sin embargo, muchas personas autistas presentan **protecciones cognitivas únicas:** memoria excepcional en áreas de interés, pensamiento detallado y estructurado, habilidades analíticas conservadas, menor deterioro en dominios lógicos y creatividad que se mantiene viva.

30.3 La vejez en las personas autistas

El envejecimiento autista no es un declive uniforme. Es un perfil distinto. Las personas autistas mayores enfrentan dificultades médicas específicas, entre ellas: hipersensibilidad al dolor o, por el contrario, hiporrespuesta, dificultad para comunicar síntomas, mala interpretación clínica ("ansiedad" en lugar de dolor real), entornos hospitalarios hostiles sensorialmente, resistencia a procedimientos invasivos y mayor riesgo de maltrato institucional.

Además, viven con mayores niveles de estrés fisiológico, peor calidad de sueño, y vulnerabilidad a padecer enfermedades cardiovasculares, comorbilidades no tratadas por décadas. La atención médica debe ser paciente, directa, sensorialmente segura, libre de estigma, predecible y explicativa.

Muchos adultos mayores autistas cargan con historias de amistades inestables, relaciones rotas, incomprensión crónica, aislamiento social progresivo. Pero también pueden encontrar comunidad en grupos neurodiversos, satisfacción profunda en rutinas propias, compañías auténticas sin presión social, redes *online* que los conectan sin agotamiento y vínculos basados en intereses profundos. La soledad no siempre significa sufrimiento. Pero la exclusión sí.

Muchos hijos y nietos descubren súbitamente que "el abuelo era autista", "la abuela era autista", "todo encaja". La familia puede reinterpretar su historia con compasión, comprender sus limitaciones pasadas, aliviar antiguas heridas, reducir conflictos actuales, mejorar la comunicación y adaptar rutinas y espacios. Comprender al adulto mayor autista es reescribir su biografía con dignidad.

Aquí se encuentra uno de los mayores riesgos: ambientes ruidosos, personal no capacitado, pérdida de retinas, interrupción de objetos reguladores, exceso de contacto físico, iluminación intensa y falta de privacidad. Todo esto puede desencadenar *shutdowns*, *meltdowns*, regresión funcional, ansiedad intensa y conductas malinterpretadas.

Por ello los cuidadores necesitan formación especial sobre sensibilidad sensorial, comunicación clara, límites respetuosos, anticipación de retinas, validación emocional y *stimming* como herramienta reguladora.

La vejez autista también puede traer estabilidad emocional, independencia estructurada, sabiduría introspectiva, creatividad conservada, autenticidad sin máscaras, rutinas que les dan paz, relaciones más saludables e intereses profundos que nunca desaparecen. Muchos adultos autistas florecen tardíamente, cuando dejan de fingir y empiezan a vivir según su naturaleza.

El autismo no "se supera". Tampoco empeora inevitablemente. **Se transforma con la vida**. Cada etapa trae desafíos y fortalezas propias. La sociedad debe ofrecer diagnósticos tardíos accesibles, atención médica adaptada, entornos seguros, familias informadas, residencias neuroaccesibles, políticas públicas reales y apoyo emocional significativo.

Ningún adulto mayor autista debe envejecer en silencio. Ningún ser humano merece llegar al final de su vida sin haber sido comprendido. La vejez autista no es un misterio. Es simplemente una historia que aún no hemos tenido el valor de escuchar (figura 30).

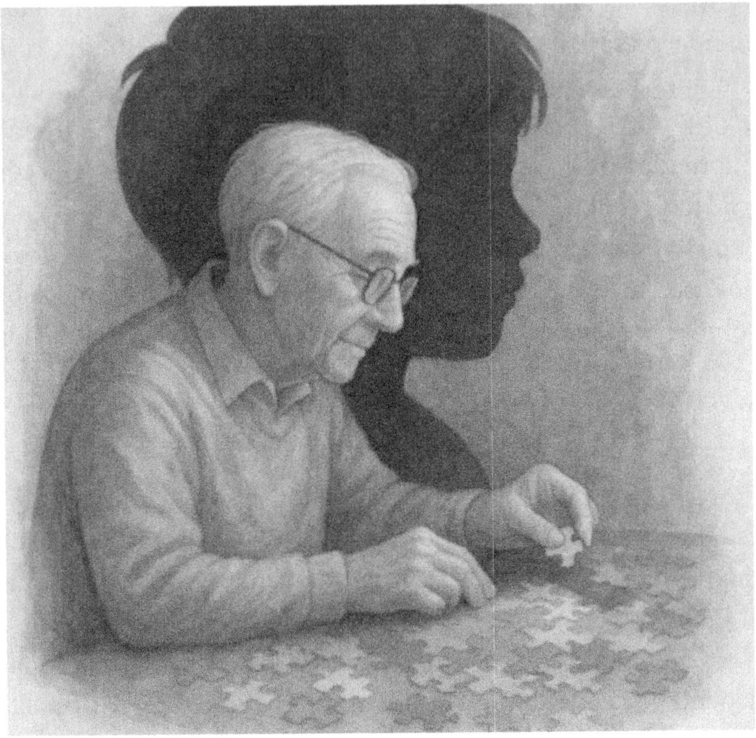

Figura 30. El envejecimiento autista representado con un adulto mayor concentrado en un rompecabezas, mientras la sombra azul de su yo infantil simboliza una vida entera vivida en silencio, ahora finalmente comprendida.

PARTE VIII. ARTE, CULTURA, CREATIVIDAD Y ESPIRITUALIDAD AUTISTA

CAPÍTULO 31
El autismo en el cine, la literatura, el arte y los medios: ¿cómo el mundo ha contado —y mal contado— la neurodiversidad?

El autismo ha sido narrado muchas veces desde fuera, entre el mito y la exageración, revelando cuánto nos cuesta comprender aquello que no se ajusta a nuestras propias formas de pensar.

31.1 Introducción

La representación del autismo no nació de las voces autistas, sino de la mirada externa: directores, escritores, periodistas y creadores que intentaban explicar un mundo que no era el suyo. El resultado fue mixto: obras hermosas, dañinas, inspiradoras o estigmatizantes. El arte puede humanizar, pero también puede herir.

Este capítulo explora cómo la cultura ha moldeado la imagen del autismo, cómo el cine y la literatura influenciaron al mundo, qué mitos surgieron, qué obras rompieron estereotipos y cómo, finalmente, las personas autistas están empezando a contar su propia historia.

31.2 Una mirada más social que científica

Las primeras representaciones del autismo en el siglo XX no tenían fundamento científico. Se presentaba al niño autista como misterioso, solitario, "encerrado en sí mismo", genio trágico o incapaz de comunicarse. Estas imágenes no eran neutrales: creaban percepciones, temores y prejuicios. El cine fue el primer gran escultor del imaginario colectivo.

En 1988 la película *Rain Man* transformó para siempre la imagen pública del autismo.

Por primera vez millones de personas escucharon la palabra "autismo". La interpretación de Dustin Hoffman fue extraordinaria... pero el impacto cultural fue ambiguo.

Lo positivo del filme fue que visibilizó el autismo, abrió conversaciones globales y generó interés científico y social. Lo negativo: instaló el mito del "sabio autista", reforzó la idea de que todos son sabios, redujo el autismo a una habilidad extraordinaria (más rigidez social), y creó una imagen unidimensional. Hoy sabemos que menos del 10 % de las personas autistas tienen habilidades de sabios. Pero Hollywood creó un arquetipo que aún cuesta desmontar.

En los últimos años el autismo llegó a *Atypical*, *The Good Doctor*, *Sheldon/Big Bang Theory*, *Everything's Gonna Be Okay* y *Love on the Spectrum*. Estas series generaron dos movimientos culturales:

1. La normalización del personaje autista

Un personaje autista ya no era "la rareza del elenco", sino un protagonista.

2. La crítica necesaria

Muchos personajes son escritos desde estereotipos: hombres blancos, genios, rígidos, socialmente "torpes", emocionalmente "planos".

Las mujeres autistas, los autistas no hablantes, los autistas racializados, los autistas con discapacidad intelectual... casi nunca aparecen. La televisión empezó a abrir la puerta, pero todavía muestra solo una parte del espectro (figura 31).

31.3 La revolución de las voces autistas en el arte

En las últimas dos décadas surgió algo poderoso: personas autistas creando su propio arte. Artistas plásticos, poetas, ilustradores, cineastas, músicos y escritores que expresan la manera en que sienten el mundo: arte geométrico hiperfocalizado, poesía sensorial, música repetitiva y meditativa, fotografía de detalles, cine experimental, autorretratos emocionales, esculturas de orden y simetría. Por primera vez, no es el mundo interpretando al autismo... es el autismo interpretando al mundo.

Algunos libros —ficción y no ficción— redefinieron cómo entendemos la neurodiversidad: *El curioso incidente del perro a medianoche*, de Mark Haddon; *Neurotribes*, de Steve Silberman; *Thinking in Pictures*, de Temple Grandin; *The Reason I Jump*, de Naoki Higashida; *Look Me in the Eye*, de John Elder Robison y *Uniquely Human*, de Barry Prizant, entre otros.

Cada uno abrió una ventana nueva a la mirada sensorial, la experiencia interna, la inteligencia distinta, el lenguaje emocional autista, la injusticia histórica y el orgullo autista.

En especial, *The Reason I Jump*, escrito por un joven autista no hablante, reveló algo extraordinario: **la vida interior en el autismo es rica, intensa y consciente**, incluso cuando no puede expresarse verbalmente (figura 32).

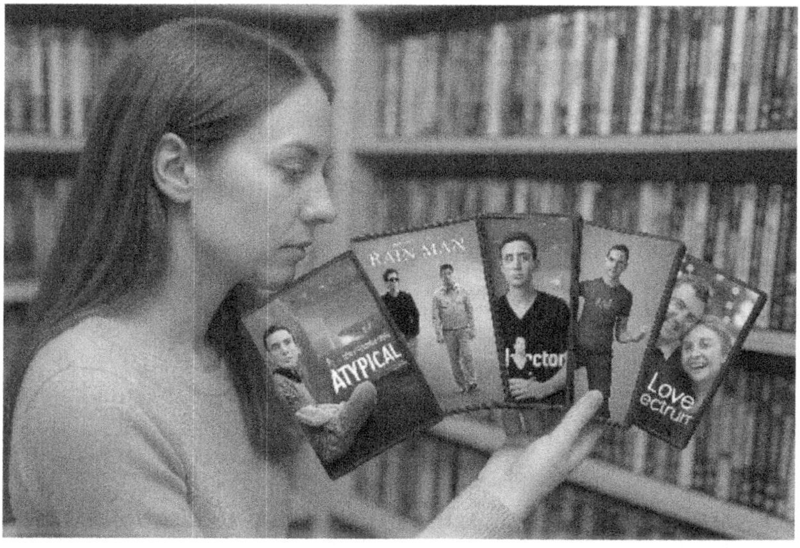

Figura 31. Una joven observa en silencio diversas representaciones del autismo en el cine y las series, desde estereotipos clásicos hasta narrativas más actuales, lo que simboliza cómo la sociedad ha interpretado —y a veces distorsionado— la experiencia autista.

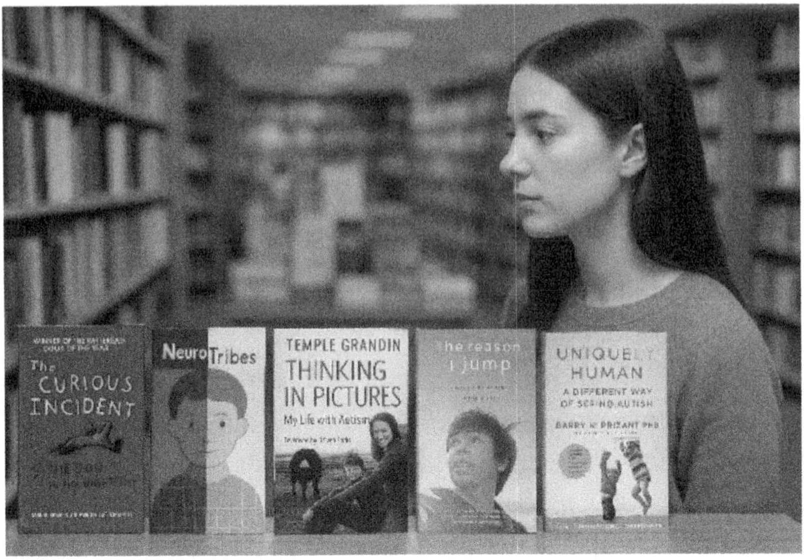

Figura 32. Una joven observa una colección de libros emblemáticos sobre autismo, lo que subraya cómo la literatura ha abierto ventanas al entendimiento, la sensibilidad y la experiencia interna de la neurodiversidad.

Para muchas personas autistas el arte no es una actividad. Es un **lenguaje paralelo**. Un modo de expresar lo que el habla no alcanza: emociones intensas, imágenes internas, memorias sensoriales, ansiedad, calma, estructura, caos interno. El arte autista es profundo, honesto y no manipulado por convenciones sociales. Es **pura expresión emocional**.

31.4 Algunos mitos sobre las personas autistas

La cultura también ha creado daño: el mito del genio antisocial, el mito del autista "sin emociones", el mito de la incapacidad afectiva, el mito del "pobre niño que sufre", el mito del autismo como tragedia.

Estos estereotipos afectan diagnósticos, empleo, relaciones y autoestima. Un niño autista ve estas representaciones y se pregunta: "¿Así es como me ve el mundo?" Las representaciones inexactas son un tipo de violencia cultural.

El futuro del arte y la cultura autista ya está empezando: películas dirigidas por personas autistas, libros escritos por adultos autistas tardíamente diagnosticados, música creada desde experiencias sensoriales intensas, documentales sobre autistas no hablantes, artistas autistas en museos internacionales, *influencers* autistas educando sobre neurodiversidad o activistas narrando su historia desde el orgullo,

La revolución cultural del autismo no vendrá de Hollywood. Vendrá de **las voces autistas narrando su propio mundo. El arte no debe explicar el autismo**. Debe escucharlo. Debe reflejarlo. Debe honrarlo.

Porque cada obra creada por una persona autista es un recordatorio poderoso: **no son invisibles, son incomprendidos. No son fríos, son intensos. No son distantes, son profundos. No son menos humanos, son humanos de otra manera** (figura 33).

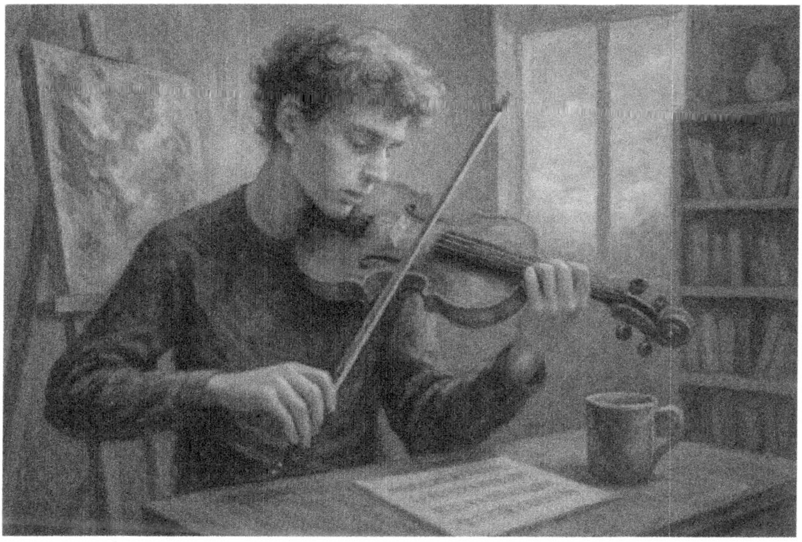

Figura 33. Un joven inmerso en la música, símbolo del pensamiento autista que crea, siente y expresa desde un mundo interior vibrante donde el arte se convierte en lenguaje, refugio y forma de comprender el universo.

CAPÍTULO 32
El cerebro creador: música, pintura, poesía, matemáticas y el pensamiento original autista

El cerebro autista no solo percibe el mundo de manera distinta, también lo reinterpreta, creando arte, música, ciencia y formas de pensamiento que expanden los límites de la creatividad humana.

32.1 Introducción

Hay cerebros que escuchan más de lo que los demás oyen, ven más de lo que los demás miran y sienten más de lo que los demás expresan. Cerebros que vibran con el color, con el sonido, con la forma, con el patrón, con el detalle. Esos cerebros existen. Y muchos de ellos son autistas.

Este capítulo es un viaje hacia la creatividad autista: una creatividad que no busca aplausos, que no pretende impresionar, que nace de una necesidad interna de orden, belleza, precisión, intensidad o emoción pura. Es un homenaje al cerebro que piensa distinto, a la mente que crea desde el silencio y desde la verdad.

32.2 El cerebro autista y la percepción amplificada: el motor de la creatividad

La creatividad autista no surge por casualidad. La neurociencia ha demostrado características únicas: mayor conectividad local en regiones sensoriales, pensamiento no lineal, hiperdetección de patrones, memoria visual superior, hiperfocalización, menor influencia de normas sociales en la creatividad y procesamientos simultáneos en lugar de secuenciales.

Esto genera un estilo creativo diferente: exacto, sensorial, profundo, obsesivo y original. El mundo ve "intensidad". La ciencia ve **hiperpercepción**. El arte ve **genio**.

Muchos niños y adultos autistas perciben la música de manera ampliada: tonos más puros, cambios minúsculos en la afinación, sensibilidad emocional a escalas o armonías, comprensión intuitiva del ritmo, capacidad de memorizar melodías con facilidad e improvisación basada en patrones internos.

No se trata de habilidades sobrenaturales. Se trata de un cerebro que siente el sonido como un idioma emocional. Para algunos, la música regula. Para otros, expresa. Para muchos, salva.

El arte visual autista puede ser geométrico, minucioso, simétrico, hiperrealista, colorido, sensorial, abstracto, narrativo y matemático. La necesidad de **precisión, orden, color, textura y simetría** alimenta un arte sumamente puro. No se pinta para agradar.

Se pinta para existir. Temple Grandin lo explicó así: "Mi mente trabaja en imágenes, no en palabras". Esa frase resume un universo entero.

La poesía escrita por personas autistas tiene cualidades especiales: literalidad emocional, transparencia absoluta, imágenes sensoriales intensas, metáforas concretas, un estilo directo, sin adornos innecesarios y una belleza que nace de la claridad, no del artificio. Los poetas autistas no escriben para ocultar, sino para revelar.

Muchos adultos autistas se destacan en matemáticas, informática, ingeniería, lógica, programación, análisis de datos, física, biología y geología. No por un don místico, sino porque la mente autista detecta patrones más rápidamente, tolera la repetición, encuentra placer en la precision, piensa fuera del marco convencional y no teme a la soledad creativa. El pensamiento autista es, en esencia, **innovador**.

Muchos pensadores autistas pasan desapercibidos porque no buscan protagonismo, les incomoda la exposición, trabajan en soledad, no siguen modas artísticas, su estilo se considera "atípico", el sistema educativo no reconoce sus capacidades o su silencio se confunde con falta de interés.

Pero cuando sus obras emergen —un cuadro, un algoritmo, una pieza musical, un poema, una fórmula científica—, revelan otra verdad. La creatividad autista no es un accidente. Es una forma distinta de inteligencia (figura 34).

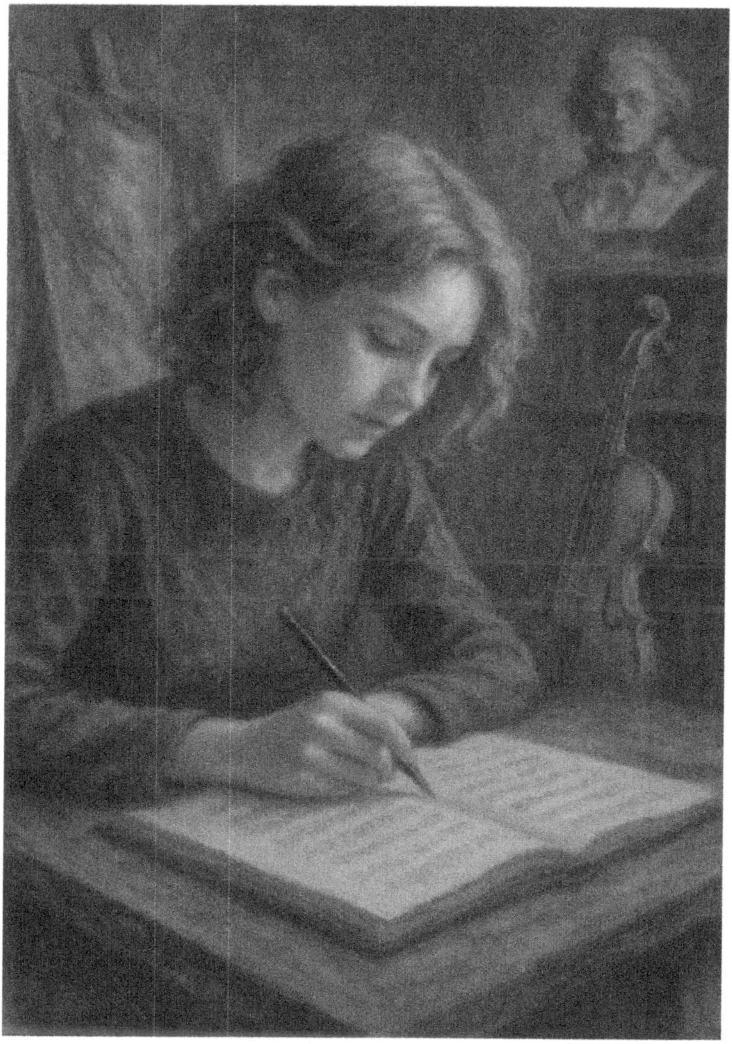

Figura 34. Una joven inmersa en la creación artística y musical, lo que simboliza la fuerza del pensamiento autista, donde la percepción sensorial amplificada se transforma en arte, lógica y belleza original.

32.3 La neurociencia del pensamiento original autista

Estudios de neuroimagen han encontrado, en el cerebro autista, aumento de conectividad en áreas sensoriales, reducción de inhibición de redes creativas, hipofuncionamiento del "filtro social" que limita ideas, activación atípica del córtex prefrontal, rutas alternativas de procesamiento visual y patrones de pensamiento divergente. El cerebro autista tiene menos barreras internas para imaginar. Por eso crea.

Muchos artistas, científicos y creadores a lo largo de la historia muestran rasgos autistas. Entre ellos podemos mencionar a: Nikola Tesla, Emily Dickinson, Glenn Gould, Stanley Kubrick, Paul Dirac, Ludwig Wittgenstein y Camille Saint-Saëns. No se trata de diagnosticar muertos. Se trata de reconocer un patrón universal: **las mentes diferentes han movido al mundo**.

Cuando el mundo deja de corregir al niño autista y empieza a escucharlo la música aparece, el dibujo florece, las matemáticas brillan, la poesía respira, la creatividad emerge, la ciencia avanza y el pensamiento original transforma. No es magia. Es neurodiversidad en acción.

El cerebro autista no imita: crea. No repite: transforma. No copia: inventa. No encaja: expande los límites de lo posible. Este capítulo celebra el genio silencioso, profundo y muchas veces incomprendido que vive en millones de cerebros autistas. Y recuerda al mundo una verdad esencial: la creatividad no es un lujo humano. Es la forma más pura de libertad.

CAPÍTULO 33
Figuras históricas y contemporáneas posiblemente autistas

La historia ha sido escrita por mentes diversas, muchas de ellas posiblemente autistas, cuya forma única de percibir el mundo dio origen a ideas, obras y descubrimientos extraordinarios.

33.1 Introducción

El autismo no es un fenómeno moderno. Siempre ha existido. Siempre ha caminado entre nosotros. Ha estado en los templos, en los talleres de arte, en los laboratorios, en los estudios de música, en los observatorios astronómicos, en los campos de batalla, en bibliotecas llenas de manuscritos y en habitaciones silenciosas donde alguien se atrevió a pensar lo que nadie más podía imaginar.

Durante siglos, la historia habló de "genios excéntricos", "sabios solitarios", "mentes extrañas", "conductas peculiares". Hoy sabemos que probablemente muchos de ellos eran autistas. Este capítulo **no diagnostica retrospectivamente**, porque eso sería injusto e impropio.

Pero analiza, con sensibilidad histórica y mirada neurocientífica, **patrones conductuales, biográficos y creativos** que sugieren rasgos autistas claros. Es un homenaje silencioso a quienes abrieron caminos sin ser comprendidos, a quienes vivieron fuera de la norma antes de que existiera la palabra "autismo", a quienes transformaron el mundo desde una forma distinta de percibirlo.

33.2 La línea entre lo "excéntrico" y lo autista

Durante siglos, a las personas autistas se les llamó excéntricos, genios raros, ermitaños, intensos, obsesivos o particulares. La palabra "autismo" no existía, pero cerebro sí. El problema nunca fue la diferencia. Fue la falta de un término para nombrarla.

Reconocer la neurodiversidad en la historia significa que:

- el autismo no es una tragedia moderna,
- no está ligado a "epidemias" ni modas diagnósticas,
- la humanidad siempre ha dependido de mentes diferentes,
- el progreso cultural, científico y artístico ha sido impulsado por personas neurodivergentes,
- en muchos niños autistas de hoy necesitan saber que pertenecen a un linaje de mentes brillantes.

Comprender esto cambia todo: la autoestima, la narrativa social, la historia misma. Precisamente por eso es que la relectura histórica importa porque permite que:

- los niños autistas se vean reflejados en grandes figuras,
- los padres comprendan el potencial de sus hijos,
- la sociedad entienda que la neurodiversidad es parte del progreso humano,
- nos liberemos del mito de la normalidad,
- reescribamos la historia desde el reconocimiento.

33.3 Ciencia y matemáticas

A lo largo del tiempo algunas mentes vieron orden donde otros veían caos. A continuación se presentan algunos rasgos característicos de mentes brillantes que dejaron una huella perdulable en el mundo de la ciencia.

Nikola Tesla:

- Obsesión extrema por los detalles.
- Rutinas rígidas.
- Sensibilidad sensorial intensa.
- Pensamiento visual.
- Aislamiento social.
- Una mente brillante que funcionaba como un laboratorio interno inagotable.

Isaac Newton:

- Escasa vida social.
- Pensamiento repetitivo.
- Rutinas estrictas.
- Capacidad de hiperconcentración durante horas o días.
- Sus cuadernos muestran patrones de pensamiento altamente autista.

Albert Einstein (posiblemente):

- Retraso en el habla.
- Pensamiento visual extremo.
- Dificultad para las convenciones sociales.
- Capacidad extraordinaria de abstracción.

Paul Dirac:

- Lenguaje literal.
- Expresión emocional limitada.
- Pensamiento matemático puro.
- Honestidad extrema.
- Considerado uno de los físicos teóricos más brillantes de la historia.

Estos perfiles sugieren no discapacidad, sino neurodivergencia funcional de altísimo nivel.

33.4 Arte y música: cuando la sensibilidad se convierte en genio

Vincent van Gogh:

- Hiperestesia sensorial.
- Aislamiento social.
- Rutinas obsesivas.
- Percepción del color casi sinestésica.
- Expresión emocional intensa sin lenguaje social adecuado.

Michelangelo Buonarroti:

- Hiperfocalización.
- Rigidez en hábitos.

- Dificultad para el contacto social.
- Un estilo de trabajo absorbente, repetitivo y solitario.

Glenn Gould:

- Intolerancia a estímulos sensoriales.
- Necesidad de rituales repetitivos.
- Hipersensibilidad auditiva.
- Genio musical.

Emily Dickinson:

- Aislamiento autoelegido.
- Soledad creativa.
- Estructuras literarias peculiares.
- Hiperapego a rutinas.

Estas vidas no fueron "extrañas": fueron **hipersensibles, profundas, intensas y diferentes**.

33.5 Literatura y filosofía: mentes que pensaron más lejos

Ludwig Wittgenstein:

- Pensamiento lógico extremo.
- Falta de interés por normas sociales.
- Pensamiento literal.
- Complejidad analítica profunda.

Lewis Carroll:

- Apego a rutinas.
- Intereses restringidos.
- Incomodidad social.
- Creatividad lógica y lingüística extraordinaria.

Franz Kafka:

- Rigidez interna.
- Ansiedad social intensa.
- Patrones obsesivos de pensamiento.
- Un universo literario que refleja percepción hiperconsciente.

En todos ellos vemos elementos de lo que hoy llamaríamos **perfil autista interno**.

33.6 Figuras contemporáneas que han transformado la narrativa

Aquí entran personas abiertamente autistas, que hoy están cambiando la percepción social:

Temple Grandin:

- Pensamiento visual.
- Ingeniería emocional.
- Innovación en bienestar animal.
- Activismo neurodiverso global.

Greta Thunberg:

- Literalidad ética.
- Pensamiento blanco-negro en causas morales.
- Focalización extraordinaria.
- Comunicación directa sin adornos sociales.

Anthony Hopkins:

- Diagnóstico tardío.
- Honestidad emocional.
- Procesos mentales altamente visuales.

Hannah Gadsby:

- Humor neurodiverso.
- Narrativa desde el trauma y la diferencia.
- Una voz autista poderosa en la cultura actual.

Estas figuras muestran que el autismo no es un límite, sino una **estructura cognitiva diferente**, con su propio brillo. No se trata de demostrar que ciertos genios "eran autistas". Se trata de **recordar que las mentes diferentes siempre han existido** y que, lejos de ser defectos, han sido motores de la humanidad.

La neurodiversidad no es un invento moderno. Es la herencia silenciosa que ha guiado al mundo. Este capítulo es una invitación a mirar hacia atrás con nuevos ojos, y hacia adelante con más respeto (figura 35).

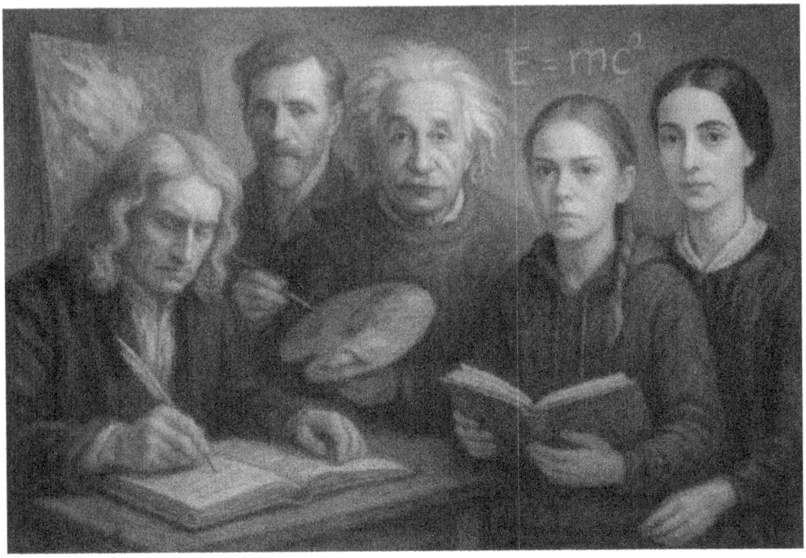

Figura 35. Representadas en un estilo clásico estas cinco figuras simbolizan a los grandes pensadores, artistas y visionarios que a lo largo de la historia han demostrado tener mentes profundas, intensas y divergentes. La escena evoca la posibilidad de que la neurodiversidad haya estado siempre entre los genios que transformaron el mundo, aun cuando no existía un nombre para describirla.

CAPÍTULO 34
Autismo y espiritualidad: sensibilidad profunda, intuición y búsqueda de sentido

Algunas mentes autistas no solo perciben el mundo con mayor intensidad, sino que también buscan comprender su significado con una profundidad que roza lo espiritual.

34.1 Introducción

Hay personas que llegan al mundo con los sentidos abiertos como ventanas sin cortinas. Que perciben la vibración de una palabra antes de su contenido. Que sienten la emoción de otro antes de entender su intención. Que encuentran plenitud en el silencio, refugio en la repetición y claridad en lo que para otros es insignificante.

Muchas de esas personas son autistas. Y su forma de experimentar la espiritualidad es tan profunda como la forma en que sienten la música, el arte o la vida interior. Este capítulo es un viaje hacia una dimensión poco explorada: **la relación entre autismo, sensibilidad y espiritualidad**. No como religión institucional, sino como **experiencia directa del misterio, del significado y de la percepción profunda**.

34.2 Una espiritualidad sensorial: cuando el mundo interior es un templo

La neurociencia ha demostrado que muchas personas autistas tienen: hiperpercepción sensorial, amplificación de estímulos internos, profunda conexión con estímulos naturales, hiperreactividad emocional, procesamiento introspectivo.

Estas características pueden generar una forma de espiritualidad íntima y poderosa. Por ejemplo, una conexión profunda con la naturaleza, una sensibilidad a la belleza y a los patrones, fascinación por el cielo, el mar, los bosques, los animals. Además, pueden sentir una sensación de "unidad" en momentos de calma sensorial y vivir experiencias de presencia intensa.

No se trata de misticismo irracional. Se trata de una **percepción más pura y menos filtrada**. Aunque el estereotipo social insiste en que las personas autistas son "poco intuitivas", la investigación moderna muestra lo contrario.

Hay dos tipos de intuición:

1. Intuición social (inferir emociones ajenas).
2. Intuición profunda, relacionada con patrones, verdad interna y coherencia.

Las personas autistas pueden carecer de la primera, pero poseen la segunda en grados extraordinarios. La intuición profunda autista se manifiesta como:

- percepción instantánea de inconsistencias,
- sensibilidad extrema a la autenticidad,
- conexión con ideas y verdades internas,
- filosófico espontáneo,
- moralidad intensa y sin ambigüedades,
- honestidad radical como principio espiritual,

La mente autista **no tolera lo falso**. Y esa cualidad, en sí misma, es profundamente espiritual.

34.3 El silencio y la repetición

Para muchos autistas, el silencio no es vacío. Es hogar. En el silencio la ansiedad disminuye, el mundo deja de doler, el pensamiento se organiza, el cuerpo se calma, la creatividad fluye, la conexión con uno mismo se hace posible.

La espiritualidad autista a menudo es silenciosa, íntima y profunda. Es más contemplativa que verbal. Más sensorial que doctrinal. Más vívida que explicada. Los movimientos repetitivos, las rutinas, los patrones, los intereses profundos y la estructura no son defectos.

Son **mecanismos de regulación emocional y cognitiva**. En muchas culturas espirituales —budismo, hinduismo, sufismo, misticismo cristiano—, la repetición es un camino hacia la calma y la presencia.

Para una persona autista significa: alinear objetos, organizar colores, seguir un ritual, escuchar la misma música, leer el mismo libro, sumergirse en un interés profundo. Puede equivaler a un mantra. No es obsesión. Es **autorregulación**, y a veces, **conexión con lo sagrado**.

Existe un tipo de ética autista que desconcierta al mundo neurotípico: justicia absoluta, coherencia radical, rechazo a la hipocresía, hipersensibilidad ante la injusticia, sentido de verdad extremo. Esta ética no es rígida: es pura.

En la espiritualidad autista, la verdad es un valor central. No por moralismo, sino por necesidad cognitiva y emocional. La mentira duele. La incoherencia agota. La falsedad contamina. Muchos activistas, profetas, filósofos y líderes morales a lo largo de la historia muestran este mismo patrón.

El autismo no es una enfermedad, pero muchas personas autistas sufren soledad, malentendidos, rechazo, *bullying*, hipersensibilidad, confusión en entornos sociales, agotamiento mental. Este sufrimiento no es espiritual, pero abre preguntas espirituales: ¿Quién soy?, ¿por qué soy distinto?, ¿qué significa estar vivo?, ¿dónde encuentro paz?, ¿qué es verdaderamente importante?

Muchos autistas desarrollan filosofías personales intensas, profundas, existenciales, que nacen del contacto directo con el dolor y la diferencia.

34.4 La espiritualidad autista en primera persona

Personas autistas de diversas partes del mundo han descrito la espiritualidad como: "sentir que todo está conectado", "ver belleza donde otros no ven nada", "escuchar el mundo respirar", "entender la vida en patrones", "sentir energía en colores o sonidos", "una claridad emocional que viene de adentro".

No es misticismo mágico. Es una forma distinta de sensibilidad neurológica. Sin embargo, vale aclarar que espiritualidad no es sinónimo de religión. Se ha conocido que muchas personas autistas no conectan con rituales sociales, se sienten incómodas en grupos religiosos. Encuentran difícil la simbolización abstracta, rechazan dogmas, buscan más verdad que tradición.

Pero a la vez sienten una gratitud profunda o perciben belleza espiritual en la naturaleza. Se emocionan con el orden del universo, viven momentos de iluminación sensorial, encuentran sentido en patrones, música, matemáticas o hasta en el silencio. Su espiritualidad no es institucional. Es vivencial (figura 36).

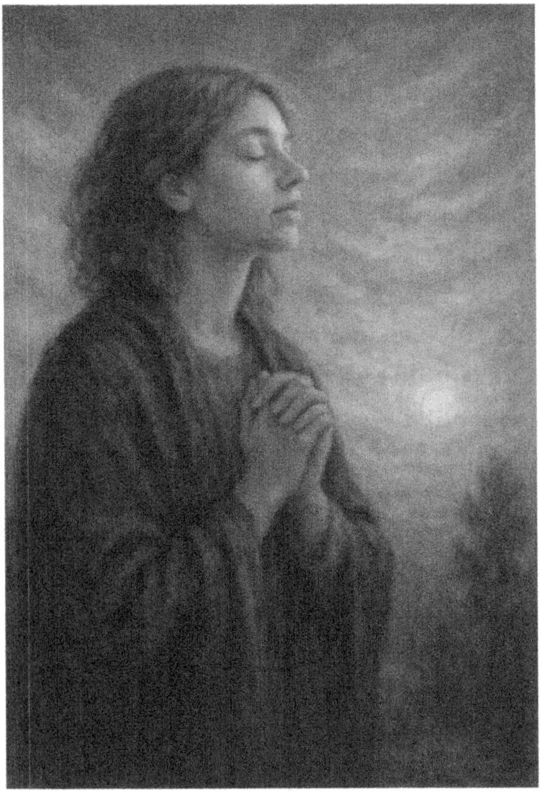

Figura 36. Una persona autista contempla la luz que entra por la ventana, mientras su mano sigue un patrón repetitivo. La escena simboliza la espiritualidad sensorial, la búsqueda de calma y la conexión íntima con el mundo interior que caracteriza a muchas mentes autistas.

El mundo puede aprender mucho de la espiritualidad autista. Por ejemplo, escuchar más, hablar menos. Sentir con honestidad, amar sin máscaras, buscar la verdad. Vivir con coherencia: no fingir, no adornar, no manipular. Encontrar calma en el orden, respetar la diferencia, descubrir belleza en los detalles. El autismo revela que la espiritualidad no está en los templos, sino en la percepción.

La espiritualidad autista no es exótica ni extraña. Es humana. Es profunda. Es honesta. Es sensorial. Es una forma pura de conexión. **El mundo necesita más de esta sensibilidad. Más de esta transparencia. Más de esta claridad. Más de esta forma distinta de sentir lo sagrado**.

Este capítulo es un puente entre la neurociencia y el alma, entre la percepción y el misterio, entre el cerebro y el espíritu.

PARTE IX. AVANCES, CONTROVERSIAS Y EL FUTURO

CAPÍTULO 35
Nuevas terapias, inteligencia artificial y avances científicos: el futuro de la intervención autista

La ciencia comienza a escuchar al cerebro autista con nuevas herramientas, donde la tecnología no busca cambiarlo, sino comprenderlo con mayor profundidad.

35.1 Introducción

El autismo no es un trastorno a "corregir", sino una forma distinta de neurodesarrollo. Sin embargo, muchas personas autistas enfrentan desafíos reales en cuanto a comunicación, ansiedad, autorregulación, integración sensorial, funcionamiento ejecutiva y autonomía.

El objetivo de la ciencia moderna no es normalizar, sino **facilitar la vida**. Este capítulo explora las innovaciones científicas más prometedoras, desde terapias de nueva generación hasta el papel revolucionario de la inteligencia artificial (IA).

35.2 La neurociencia del siglo XXI: ¿qué sabemos ahora?

Durante décadas, se creía que el autismo era: un trastorno puramente social, un problema de conducta, déficit de empatía, un fallo en la estructura cerebral.

Sin embargo, hoy sabemos que es un modo de procesamiento sensorial diferente, que implica una conectividad cerebral atípica (no inferior). En cada caso se combinan factores genéticos, epigenéticos y ambientales. Es altamente heterogéneo, cambia con la edad y requiere intervenciones personalizadas.

El avance tecnológico ha permitido estudiar conectomas, neurotransmisores, plasticidad cerebral, microcircuitos, variantes genéticas, ritmos corticales. Y todo apunta a una verdad esencial: **el autismo no es una anomalía, es una variación**.

Además de intervenciones clásicas como ABA, TEACCH y modelos de desarrollo, surgen nuevas terapias más humanas, sensibles e integradoras.

1. Modelos neuroafectivos (DIR/Floortime avanzado)

Incorporan: regulación emocional, conexión afectiva, lenguaje sensorial, juego recíproco y corregulación. Son especialmente útiles en niños no hablantes.

2. Terapias centradas en la comunicación aumentativa (AAC)

La tecnología permite que niños y adultos expresen: emociones, preferencias, necesidades, ideas complejas. Los sistemas AAC ya no son "alternativas": son lenguajes completos.

3. Entrenamiento en funciones ejecutivas

Programas digitales y presenciales que mejoran organización, memoria de trabajo, flexibilidad cognitiva y planificación. Participar en ese tipo de programas resulta crucial para la vida adulta y la autonomía de la persona autista.

4. Intervenciones sensoriales avanzadas

Entre las intervenciones basadas en la neurofisiología se pueden mencionar las salas multisensoriales, la terapia de integración sensorial evolucionada, el neurofeedback sensorial, la estimulación vestibular regulada. No buscan "corregir", sino armonizar.

5. Terapias basadas en música y ritmos cerebrales

La sincronía neuronal con el ritmo musical mejora la atención, el lenguaje, la regulación emocional y la ansiedad. Respeta el modo autista de percibir el mundo.

35.3 Inteligencia artificial: la herramienta que está cambiando todo

La inteligencia artificial está revolucionando el diagnóstico y la intervención.

1. Sistemas de diagnóstico temprano mediante análisis de video

Algoritmos que pueden detectar patrones en cuanto a contacto visual, movimientos finos, patrones motores, respuestas sensoriales y vocalizaciones. Su uso mejora la detección antes de los 24 meses.

2. Modelos personalizados de intervención

La IA analiza fortalezas, desafíos sensoriales, estilo cognitivo, progresión terapéutica. Además, genera planes individuales.

3. Asistentes conversacionales para personas autistas

La IA puede ayudar en el logro de habilidades sociales, expresión emocional, regulación del estrés, comprensión del sarcasmo o metáforas. En fin, puede ayudar como apoyo escolar. Muchos adolescentes autistas reportan mayor comodidad hablando con inteligencia artificial que con humanos.

4. Robots sociales para el desarrollo comunicativo

Los robots humanoides no intimidan, sino que permiten practicar turnos conversacionales, expresiones faciales, lectura emocional y cooperación social. Luego, estos aprendizajes se transfieren al mundo real.

5. Detección temprana de *burnout* autista

Modelos de inteligencia artificial pueden identificar señales tales como, cambios de tono de voz, deterioro del sueño, patrones de estrés, conductas repetitivas amplificadas. Esos modelos ayudarían a prevenir crisis severas.

Los avances genéticos han identificado más de 800 variantes implicadas, patrones de herencia compleja, relación con sinapsis y mecanismos de plasticidad. Pero este conocimiento **no debe usarse para eliminar el autismo**, sino para: comprenderlo, anticipar dificultades médicas, personalizar intervenciones y proteger a las familias. El futuro de la genética no está en "curar el autismo", sino en **acompañarlo**.

La resonancia funcional y los estudios de conectividad revelan: hiperconectividad local, hipoconectividad global, rutas sensoriales amplificadas, procesamiento interno intenso, variaciones en el ritmo gamma.

Estos hallazgos explican: hipersensibilidad, intereses profundos, ansiedad, *burnout*, creatividad y pensamiento original. La neuroimagen confirma lo que las personas autistas han dicho siempre: **su mundo interior es más intenso**. El próximo gran avance será: **escuchar más a las personas autistas que a los expertos**.

Los investigadores comienzan a integrar: testimonios, experiencia vivida, teorías autistas de autopercepción, ciencia sensorial, ética neurodiverso. Este es el futuro más prometedor, más humano y más científico.

La ciencia del futuro no buscará normalizar al niño autista. Buscará comprenderlo, protegerlo y empoderarlo. Este capítulo marca un punto de quiebre: la transición de un modelo clínico a un modelo verdaderamente humano (figura 37).

El futuro no será Análisis Conductual Aplicado tradicional. Será, en cambio, neurodiversidad afirmativa, terapias respetuosas, intervención sensorial personalizada, corregulación emocional, comunicación auténtica, tecnología adaptada, apoyo en comunidad, prevención del *burnout* y respeto a la identidad autista.

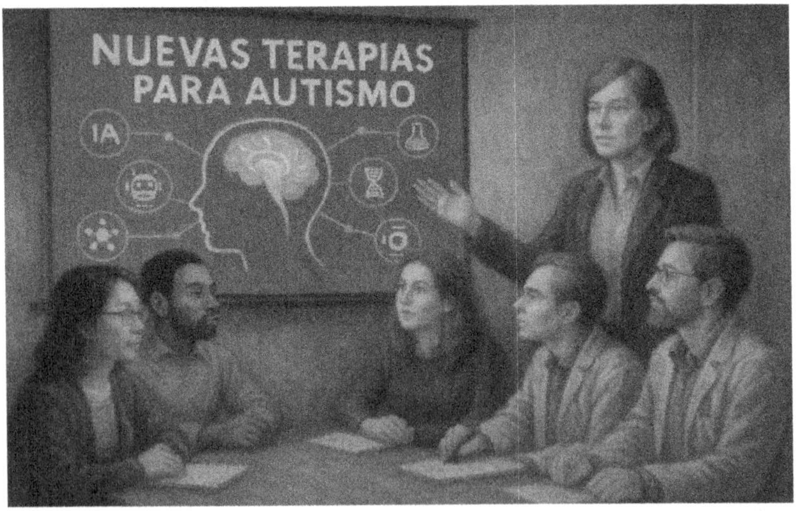

Figura 37. Un equipo de profesionales analiza nuevos avances científicos y tecnológicos en autismo. Esta escena simboliza el futuro de la intervención basada en evidencia, la inteligencia artificial y la neurociencia humanista.

CAPÍTULO 36
Controversias actuales: ABA, pseudoterapias, dietas milagro y el daño moral en el autismo

En el autismo, no todo lo que promete ayudar realmente acompaña; algunas intervenciones alivian, otras confunden, y algunas pueden herir cuando se alejan de la ciencia y la dignidad.

36.1 Introducción

El autismo nunca ha sido solo una condición clínica. Es también un territorio lleno de debates, tensiones, ideologías, creencias, miedos y luchas históricas. Por un lado, la ciencia busca comprender y apoyar. Por otro, un mercado inmenso de terapias surge prometiendo "curas", "normalización" o "recuperación". Y en medio de todo eso están las familias, muchas veces desesperadas, vulnerables, confundidas, buscando lo mejor para sus hijos.

Este capítulo es un mapa crítico, claro y humano sobre las principales controversias que rodean el autismo en el siglo XXI. No para polarizar, sino para proteger. No para atacar, sino para aclarar. No para juzgar, sino para ofrecer información basada en evidencia y en ética.

36.2 ABA: ¿Ciencia, control conductual o herramienta mal utilizada?

Análisis de Conducta Aplicada (ABA, por sus siglas en inglés) es, hoy en día, la terapia más difundida en el mundo. Pero también es la más polémica.

1. ABA tradicional: el origen problemático

El ABA original (décadas de 1960–1980):

- Buscaba "eliminar conductas autistas".
- Usaba castigos, correcciones, extinción forzada.

- Consideraba los stims como "conductas indeseables".
- Se centraba en la obediencia, no en la comprensión.
- Fue creado bajo una visión profundamente no neurodiversa.

Personas autistas adultas describen esas prácticas como: "traumáticas", "deshumanizantes", "entrenamiento de robo de identidad" y "aprendí a sonreír mientras sufría".

2. ABA moderno: avances reales y persistentes sombras

La versión contemporánea ha mejorado porque hay menos castigos, más refuerzos positivos y mayor regulación ética. Sin embargo, persisten grandes preocupaciones:

- Foco excesivo en la "normalización".
- Intento de suprimir comportamientos autoestimulantes repetitivos que regulan.
- Poca atención a la experiencia interna.
- Alto riesgo de *burnout* autista.
- Metas centradas en la comodidad del adulto, no del niño.
- Falta de consentimiento real.

La pregunta esencial no es si ABA funciona, sino **para qué funciona y a qué costo**.

3. La voz autista: el testimonio más importante

Miles de adultos autistas han expresado opiniones como estas: "me enseñaron a comportarme, pero no a entenderme", "aprendí a no llorar, no a no sufrir", "todo era obediencia sin empatía", "me entrenaron para ser un actor de neurotipicidad". Estos testimonios deben ser escuchados con seriedad científica.

36.3 Pseudoterapias: entre la desesperación y el engaño

Cuando las familias no encuentran apoyo, aparecen las falsas soluciones. El mercado de pseudoterapias para autismo es multimillonario. Entre las más peligrosas cabe mencionar las siguientes:

1. **Quelaciones “para eliminar metales pesados”:** sin evidencia, riesgo de muerte, científicamente injustificable.
2. **MMS o “lejía milagrosa”:** sustancia tóxica, promovida por grupos extremos. Esto ha causado hospitalizaciones y daño intestinal severo.
3. **Cámaras hiperbáricas sin indicación médica:** costo altísimo sin beneficio demostrado en autismo.
4. **Terapias cuánticas, energéticas, vibracionales sin base científica:** promesas sin evidencia, explotación emocional.
5. **Suplementos milagro, ozono, acupuntura extrema, detox:** cero evidencia, muchos riesgos. El problema no es que las familias sean ingenuas. Es que **están desesperadas**, y la sociedad no les ofrece apoyos reales.

36.4 Dietas milagro: entre el miedo y la falsa esperanza

La alimentación puede influir en el comportamiento, la energía, la inflamación o el confort gastrointestinal. Pero eso NO significa que cure el autismo. Las dietas más comunes son las que se mencionan a continuación:

1. **Dieta libre de gluten y caseína (GFCF):** Útil solo para algunos casos con intolerancias comprobadas. No cura ni modifica el autismo.
2. **Dietas restrictivas extremas:** Pueden causar: déficit nutricional, bajo peso, estrés familiar y ansiedad alimentaria.
3. **Protocolos invasivos basados en “curar el intestino”:** Ninguno tiene evidencia sólida. Algunos generan daño físico grave.

El problema central es que se promete que el niño “dejará de ser autista” si come de cierta manera. Esto es científicamente falso y emocionalmente destructivo.

Hay un daño que pocas veces se discute: el daño moral, emocional y existencial que ocurre cuando la terapia intenta apagar la esencia del niño. Entre los daños más reportados por personas autistas adultas se encuentran los siguientes:

- sentir que su forma de ser es errónea,
- aprender a reprimir emociones,
- inaccesibilidad al juego auténtico,
- crecer creyendo que el amor depende de "portarse normal",
- pérdida de identidad,
- dificultad para saber quiénes son.

El daño moral es invisible. No deja cicatrices físicos, pero marca vidas enteras.

36.5 ¿Qué intervenciones sí respetan la identidad autista?

Las terapias centradas en: corregulación, comunicación real (hablada o no), autonomía, autorregulación sensorial, reducción de ansiedad, fortalecimiento de intereses profundas, construcción de identidad, apoyo emocional, conexión auténtica y entorno neuroaccesible.

Estas no buscan "corregir", sino acompañar. Entre ellas: DIR/Floortime, ESDM respetuoso, AAC avanzado, apoyo sensorial moderno, modelos de neurodiversidad afirmativa, terapias ocupacionales humanistas, música y ritmo, aikido médico y técnicas de corregulación

El problema no es "apoyar al niño autista". El problema es **querer transformarlo en alguien que no es**. Una intervención ética debe responder a esta pregunta esencial: "**¿Estoy ayudando a este niño a ser más él o estoy tratando de que deje de ser él?**" La diferencia lo es todo.

El futuro exige: escuchar a las personas autistas, prohibir pseudoterapias peligrosas, reformar intervenciones rígidas, educar a las familias, promover el respeto sensorial, reconocer la diversidad neurológica, construir políticas públicas justas y abandonar la idea de "curar".

El mundo no necesita menos autistas. Necesita menos ignorancia sobre el autismo. La ética del futuro es sencilla: acompañar sin dañar, apoyar sin borrar, comprender sin controlar (figura 38).

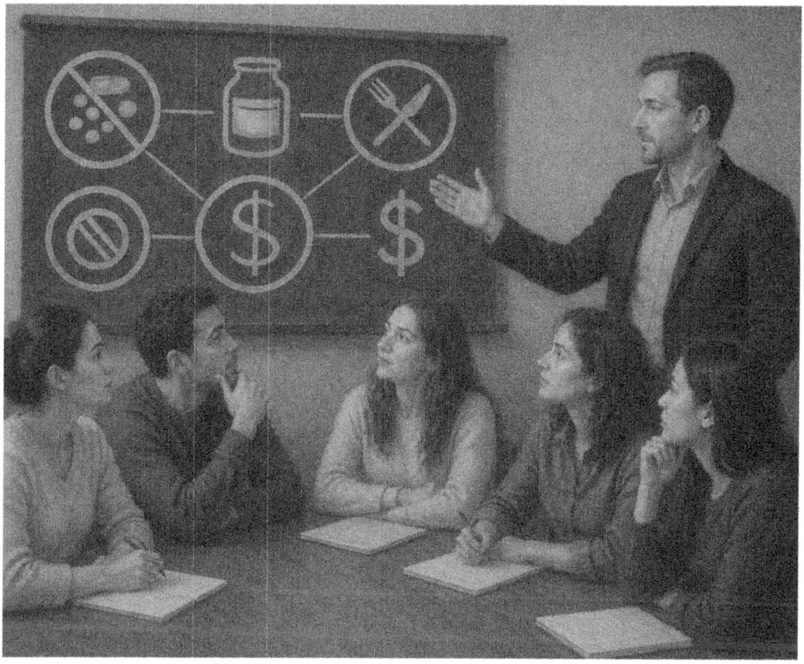

Figura 38. Un equipo de profesionales analiza las controversias éticas y científicas en torno a las terapias para el autismo, lo que simboliza la necesidad de un enfoque humano, crítico y basado en evidencia.

CAPÍTULO 37
El futuro del diagnóstico precoz: biomarcadores, inteligencia artificial, neuroimagen y genética

La ciencia avanza hacia un punto donde el autismo podrá ser comprendido antes de manifestarse plenamente, leyendo en el cerebro señales tempranas que antes permanecían invisibles.

37.1 Introducción

Durante décadas, el diagnóstico del autismo ha dependido casi exclusivamente de la observación clínica: ¿cómo mira un niño?, ¿cómo responde al nombre?, ¿cómo juega?, ¿cómo se regula?, ¿cómo comunica?

Estos métodos, aunque valiosos, tienen límites. Son subjetivos, dependen de la experiencia del evaluador, se aplican tarde, y no captan la complejidad neurobiológica del espectro. El futuro será diferente. Un futuro donde la ciencia no reemplace la humanidad, sino que la acompañe con precisión.

Este capítulo explora lo más avanzado —lo que ya existe, lo que está en desarrollo, y lo que transformará por completo la manera en que entendemos el neurodesarrollo.

37.2 Biomarcadores: el lenguaje oculto del cerebro

Los biomarcadores son señales medibles del cuerpo y del cerebro. No diagnostican solos, pero ayudan a detectar patrones. Entre los más investigados:

1. Biomarcadores de movimiento

Cámaras y sensores detectan diferencias en: control axial, microgestos, equilibrio, coordinación fina y movimientos repetitivos. Estudios muestran que los bebés autistas presentan patrones motores específicos desde los 2–6 meses.

2. Biomarcadores de mirada

La dirección de la mirada revela mucho: los bebés neurotípicos miran más a los ojos; los bebés autistas miran más patrones, objetos o movimiento. Inteligencia artificial + seguimiento ocular → precisión diagnóstica sorprendente.

3. Biomarcadores cerebrales (EEG y ritmos corticales)

La actividad eléctrica del cerebro muestra: mayor variabilidad gamma, sincronización atípica, hiperconectividad local e hipoconectividad global. Esto no es déficit: es un modo diferente de procesar el mundo.

4. Biomarcadores fisiológicos

Frecuencia cardíaca, variabilidad de frecuencia cardiaca y respuestas autonómicas. Ayudan a identificar ansiedad temprana y sensibilidad sensorial.

La neuroimagen futura será más rápida, más accesible y más precisa.

1. **fMRI de alta resolución:** permite ver conectividad entre regiones, rutas sensoriales amplificadas, procesamiento interno intenso y diferencias en redes sociales.
2. **DTI (difusión) para ver las autopistas de la mente:** revela microestructura de la sustancia blanca, calidad de las conexiones y patrones de hiperconectividad.
3. **Neuroimagen portátil:** casco EEG (electroencefalografía) de alta densidad —diagnóstico fuera del hospital, en escuelas y hogares.

37.3 Genética y epigenética: lo que se sabe y lo que viene

La genética no es destino. Pero explica una parte del espectro.

1. Más de 800 variantes genéticas implicadas

No hay un "gen del autismo". **Hay múltiples rutas biológicas** que convergen en sinapsis, plasticidad, comunicación neuronal y neurodesarrollo embrionario.

2. Epigenética: el puente entre genes y ambiente

Influencia de estrés prenatal, infecciones, microbioma, nutrición, hormonas maternas y ambiente sensorial temprano.

3. Genómica personalizada

En el futuro, cada niño podrá tener un perfil genético que permita anticipar riesgos, personalizar terapias, entender fortalezas cognitivas y evitar tratamientos dañinos. La genética no servirá para "curar" el autismo, sino para **acompañarlo mejor** (figura 39).

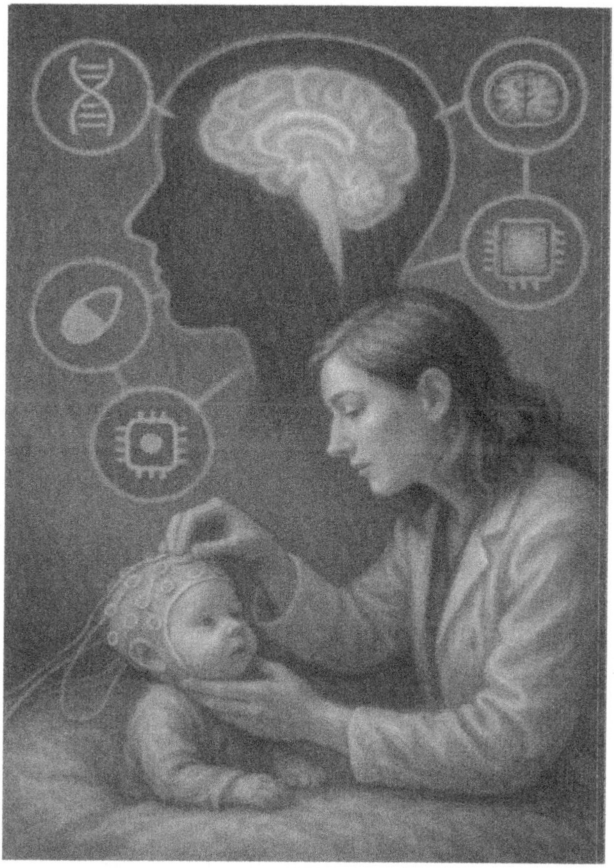

Figura 39. Un equipo multidisciplinario analiza biomarcadores, neuroimágenes, algoritmos de inteligencia artificial y datos genéticos. Esta imagen simboliza el futuro del diagnóstico temprano del autismo, donde la ciencia y la humanidad se integran para comprender mejor la neurodiversidad.

La inteligencia artificial está revolucionando todo aspecto del diagnóstico:

1. **Análisis automático de video:** basta un minuto de grabación para que algoritmos detecten: patrones de mirada, uso del cuerpo, interacción y respuesta social. Se han reportado precisiones superiores al 90 %.
2. **Inteligencia artificial como segundo evaluador:** el clínico decide, pero la inteligencia artificial detecta señales sutiles, evita sesgos humanos y compara con millones de casos.
3. **Seguimiento longitudinal automático:** la inteligencia artificial alerta antes de una crisis y analiza la evolución del niño en cuanto a: lenguaje, ansiedad, patrones sensoriales y regulación emocional.
4. **Sistemas híbridos: IA + biomarcadores + neuroimagen:** el futuro será multidimensional. No un test, sino un ecosistema de información.

Antes, la mayoría de los diagnósticos se daban entre los 3 y 6 años, después del lenguaje, después de dificultades sociales evidentes. En el futuro se diagnosticarán (probabilísticamente) bebés de: 3-12 meses de edad. Y no para etiquetar, sino para: apoyar, acompañar, prevenir ansiedad, adaptar el ambiente, evitar trauma sensorial, empoderar a la familia. El diagnóstico temprano no vulnera: libera.

El mal uso de la ciencia en el futuro entraña peligros éticos reales tales como: intentar "prevenir" el autismo, discriminar a familias, presionar para intervenciones normalizadoras, convertir el diagnóstico temprano en control social y patologizar la neurodiversidad. El futuro debe ser ético, no eugenésico. La ciencia debe servir para acompañar, no para borrar.

El diagnóstico del futuro combinará: genética, neuroimagen, Inteligencia Artificial, biomarcadores, evaluación conductual, experiencia familiar, vivencia autista. Para obtener un perfil profundo, respetuoso y verdaderamente útil.

El objetivo no será etiquetar, sino comprender. No será predecir déficit, sino descubrir fortalezas. No será ajustar al niño al mundo, sino ajustar el mundo al niño. El futuro del diagnóstico del autismo no es científico. Es ético, humano y profundamente sensorial.

CAPÍTULO 38
Neurodiversidad en el siglo XXI: derechos, inclusión y justicia social

La neurodiversidad no es una teoría, es un cambio de mirada: pasar de corregir la diferencia a respetarla como parte esencial de la condición humana.

38.1 Introducción

El siglo XXI trajo consigo una revolución silenciosa: la comprensión de que el cerebro humano no es una máquina que debe ajustarse a un estándar, sino un ecosistema de infinitas variaciones. Entre ellas, el autismo ocupa un lugar especial.

No como un error, sino como una expresión legítima y valiosa de la diversidad humana. La neurodiversidad no es un eslogan, ni una ideología, ni una moda. Es un cambio civilizatorio.

Es la transición desde ver el autismo como una patología a verlo como una forma distinta de estar en el mundo. Este capítulo explica cómo llegamos aquí, qué significa esta nueva mirada y hacia dónde vamos como sociedad.

38.2 ¿Qué es la neurodiversidad?

El término surgió en la década de los 90 y desató una transformación profunda. La idea central es sencilla y poderosa: la diversidad neurológica es tan natural como **la diversidad genética o cultural**.

No hay un único tipo de cerebro ideal. No existe un "neurotípico perfecto". Existen diferentes estilos de procesamiento: visuales, sensoriales, auditivos, analíticos,

intuitivos, hiperconectados, pragmáticos, creativos, estructurados.

La neurodiversidad afirma que el autismo: no es un fallo, no es una enfermedad, no es un desbalance moral, no es una tragedia. Es una variación humana con desafíos reales y fortalezas inmensas.

Durante décadas predominó el **modelo médico**: "arreglar", "corregir", "normalizar", medir el valor humano según el grado de independencia, ver las conductas autoestimulatorias como síntomas, ver los intereses profundos como obsesiones, querer apagar el comportamiento autista.

El modelo neurodiverso propone, en cambio, otra mirada: acompañar, entender, reducir sufrimiento, proteger la identidad, valorar intereses profundos, crear entornos accesibles, escuchar a las personas autistas.

La diferencia entre ambos modelos es la diferencia entre las respectivas respuestas a estas preguntas: "¿Cómo lo hago parecer normal?" *versus* "¿Cómo apoyo su bienestar sin borrar quién es?"

El movimiento autista es uno de los movimientos de derechos civiles más importantes del siglo XXI. Sus demandas centrales son:

- Derecho a la comunicación (hablada o no hablada).
- Derecho a entornos sensoriales accesibles.
- Derecho a rechazar terapias dañinas.
- Derecho a la autonomía.
- Derecho al empleo digno.
- Derecho a ser escuchados por encima de los "expertos".
- Derecho a existir sin máscaras.
- Derecho a no ser infantilizados.
- Derecho a la educación adaptada, no punitiva.

La consigna que define al movimiento es poderosa: **"Nada sobre nosotros sin nosotros"**.

38.3 Inclusión real: más que una palabra bonita

Hablar de inclusión es fácil; practicarla es complejo.

1. Inclusión en educación

Una escuela inclusiva no es la que admite a un niño autista, sino la que adapta estímulos, permite regulaciones sensoriales, acepta intereses profundos, evita castigos innecesarios, enseña a docentes sobre neurodiversidad y cree en el potencial del niño,

2. Inclusión en el empleo

El desempleo autista es altísimo. No por falta de talento, sino por ruido en oficinas, sobrecarga sensorial, entrevistas tradicionales injustas, ambientes hostiles y discriminación sutil. Las mejores empresas del futuro serán neuroaccesibles.

3. Inclusión en salud mental

La salud mental autista requiere profesionales formados, no estereotipos clínicos.

El acceso a diagnóstico, terapias, educación, empleo, vivienda y servicios varía enormemente según: país, nivel socioeconómico, color de piel, género, lengua, ubicación geográfica.

En muchos países: los niños autistas pobres no son diagnosticados, las niñas autistas no son vistas, los adultos autistas son ignorados, los autistas no hablantes son malinterpretados. La neurodiversidad sin justicia social es solo una palabra bonita.

La ciencia ha tardado en reconocer que:

- las mujeres camuflan más.
- las niñas son diagnosticadas tarde,
- las personas negras y latinas reciben diagnósticos erróneos,
- los adultos autistas son invisibles,
- los no hablantes son subestimados.

La justicia neurodiversa significa ver a quienes nunca fueron vistos. La neurodiversidad ya está transformando: el cine, la literatura, la educación, la psicología, la psiquiatría, la música, la filosofía y el activismo. En 20 años, el mundo hablará del autismo como hoy hablamos de la diversidad sexual o cultural: no como un problema, sino como una parte esencial de la humanidad.

El autismo no debe ser romantizado ni patologizado. Debe ser humanizado. La neurodiversidad no niega la ansiedad, el *burnout*, la dificultad sensorial o el sufrimiento.

Lo reconoce y lo acompaña sin borrar la identidad. Ser autista no es una tragedia. Ser incomprendido sí lo es.

El futuro que necesitamos construir requiere: investigación ética, políticas públicas reales, terapias respetuosas, diagnósticos accesibles, educación inclusiva, empleo digno, escucha profunda, alianza entre ciencia y experiencia vivida, respeto absoluto por las diferencias. Un mundo que entienda el autismo será un mundo más humano para todos (figura 40).

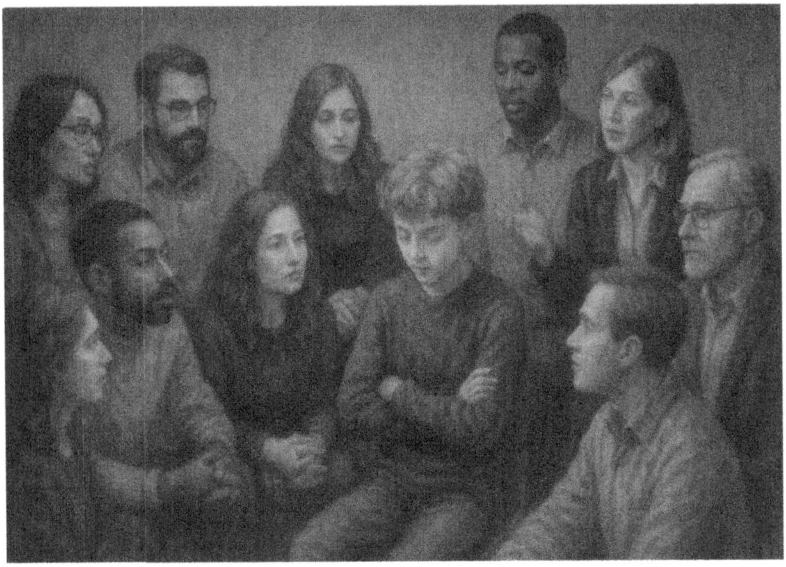

Figura 40. Un grupo diverso de adultos rodea a un niño autista en un gesto de escucha, reflexión y apoyo. La escena representa el nuevo paradigma de la neurodiversidad en el siglo XXI, donde la sociedad aprende a comprender, a proteger y a respetar las diferentes maneras de ser y de sentir.

PARTE X.
AIKIDO MÉDICO Y AIKIDO EMOCIONAL APLICADOS AL AUTISMO

CAPÍTULO 39
Aikido médico y aikido emocional: comprender la energía antes de intervenir

En el autismo intervenir no es resistir, sino comprender la energía interna y acompañarla con precisión, transformando la reacción en regulación.

39.1 Introducción

El autismo no es una falla moral, ni una debilidad, ni un problema de falta de empatía. Es una condición neurobiológica del desarrollo en la que el cerebro procesa la información sensorial, social y emocional de manera distinta.

Significa un sistema nervioso que siente más, percibe más, necesita más estructura, más claridad y menos ruido. Un cerebro que no interpreta el mundo como el promedio, sino a través de una arquitectura emocional y sensorial diferente, profunda y honesta.

El aikido médico y el aikido emocional nacen precisamente para esto: entender primero la energía del niño —su biología, su emoción y su entorno— antes de intervenir sobre su conducta.

El niño autista no se desregula porque quiere; se desregula porque su sistema sensorial está siendo saturado, su cuerpo está enviando señales confusas, su mente está siendo empujada más rápido de lo que puede procesar, o su emoción está siendo mal interpretada.

El aikido emocional, basado en el sistema 2A + 2B + 2C + 2D **(Anticipar, Analizar, Bienvenida, Benevolencia, Controlar, Cambiar, Derribar y Disolver)** propone un cambio profundo: no intentar corregir la neurodiversidad, sino **acompañarla, traducirla y protegerla**.

Este capítulo une tres dimensiones: neurociencia del autismo, psicología de la regulación emocional, método práctico del aikido emocional aplicado al espectro autista. Es un encuentro entre el cerebro, el corazón y el movimiento.

39.2 ¿Por qué el aikido es perfecto para el mundo autista?

El aikido no ataca. Observa, recibe, redirige, acompaña. Es un arte que transforma la fuerza del otro sin romperla. Esto, justamente, es lo que necesita un niño autista: menos imposición, más sintonía, menos corrección, más acompañamiento, menos prisa, más ritmo, menos exigencia y más contención.

En el autismo la energía es honesta. Todo lo que siente, se nota. No hay falsedad, no hay dobles intenciones, no hay hipocresía emocional. Por eso, cuando un niño autista llora, grita, se mueve, se tapa los oídos, se esconde o se bloquea… no está manipulando a nadie: se está protegiéndo. El aikido médico enseña: Regula tu propia energía antes de intentar regular la del niño.

Para aplicar aikido emocional de forma ética y eficaz, el clínico debe conocer la biología del autismo. No basta la intuición: se necesita neurociencia.

a) Procesamiento sensorial: cuando el mundo invade

Muchas personas autistas presentan hiper o hiposensibilidad sensorial.

Esto significa que un sonido suave puede sentirse como un trueno, una luz puede quemar emocionalmente, una textura puede producir repulsión, una multitud puede desbordar el sistema nervioso y un cambio inesperado puede provocar pánico.

Esto tiene base neurobiológica: particularidades en cortezas sensoriales, hiperactivación en redes de saliencia, diferencias en la modulación del tálamo y procesamiento sensorial amplificado.

Para el aikido emocional, esto significa algo fundamental: la emoción autista nace de la fisiología, no del capricho. Y si la emoción se origina en el cuerpo y los sentidos, la intervención debe empezar en el ambiente y en la corregulación.

b) Interocepción: el mundo interior como laberinto

La interocepción es la capacidad de percibir lo que ocurre dentro del cuerpo: latidos, respiración, tensión, hambre, náusea, cansancio y ansiedad corporal.

Muchas personas autistas sienten la interocepción alterada. A veces sienten demasiado ("mi cuerpo grita"). A veces sienten muy poco ("no sé si tengo hambre o ansiedad"). A veces sienten confusión ("no sé qué emoción tengo").

Esto afecta la regulación emocional: si no identifico lo que siento, no puedo anticiparlo; si no anticipo, no puedo controlar; si no controlo, reacciono con intensidad. Aquí las primeras puertas del aikido emocional se vuelven esenciales: **Anticipar** y **Analizar** no se aplican desde la mente, sino desde el cuerpo.

c) Función ejecutiva y flexibilidad cognitiva: el mundo necesita estructura

En el autismo la función ejecutiva puede presentar variaciones en planificación, organización, tolerancia a la incertidumbre, cambio de tarea y control inhibitorio.

Esto se traduce en la vida emocional como quedarse "atrapado" en un pensamiento, dificultad para cambiar de foco, resistencia natural a los cambios bruscos, rigidez cuando hay ansiedad.

Por eso, las puertas **Controlar**, **Cambiar**, **Derribar** y **Disolver** requieren predictibilidad, paso a paso, visualización, rutinas suaves, tiempo de transición, lenguaje concreto. No se trata de "forzar flexibilidad", sino de **entrenarla con compasión**.

d) Emoción y sistemas sociales: no es falta de empatía, es doble empatía

El mito dice que las personas autistas "no sienten" o "no entienden emociones". La realidad científica dice lo contrario: sienten intensamente, piensan profundamente, aman con honestidad, se angustian más de lo que expresan.

Lo que cambia no es la emoción, sino la lectura de señales sociales, la tolerancia al ruido social, las normas implícitas, la interpretación de las intenciones.

La teoría del problema de **doble empatía** explica que no es que el autista no entienda al neurotípico; es que ambos tienen dificultades para entender el mundo del otro. Aquí la puerta **Benevolencia** se vuelve crítica: la empatía debe ser bidireccional, el adulto también debe aprender a interpretar al niño, el terapeuta debe aprender su idioma, no imponer el propio.

Antes de intervenir el aikido médico requiere una lectura energética profunda: ¿Qué estímulo está saturando al niño?, ¿qué emoción está ocurriendo bajo la conducta?, ¿qué parte del ambiente está invadiendo su sistema nervioso?, ¿qué espera el adulto que el niño aún no puede dar?, ¿qué ritmo necesita?, ¿qué pausa?, ¿qué contención? Esta lectura energética no es espiritual solamente, es **neurobiológica, emocional y clínica**.

Un terapeuta que hace aikido médico se mueve lento, respira profundo, habla bajo, evita el juicio, acompaña sin presión, regula antes de pedir regulación, siente antes de corregir, espera antes de intervenir, protege antes de exigir. El terapeuta se convierte en un sensor del ambiente, un espejo emocional calmado, un modulador sensorial, un traductor entre mundos, un refugio.

39.3 El aikido médico en la crisis sensorial

Una crisis autista no es berrinche. No es manipulación. No es desobediencia. Es un colapso neurobiológico donde la energía del mundo ha superado la capacidad del sistema nervioso.

El aikido médico enseña: no tocar para inmovilizar, no elevar la voz, no invadir el espacio, no exigir contacto visual, no pedir razonamiento cuando hay dolor sensorial. En vez de eso: reduce estímulos, ofrece un objeto regulador, respira lento para que el niño imite sin palabras, protege su espacio, acompaña en silencio, deja que el movimiento regule, habla con pocas palabras y mucho cuerpo. El objetivo no es detener la crisis, sino sostener el sistema nervioso hasta que pueda regresar.

El aikido médico reconoce al niño autista como un maestro natural de sensibilidad. Enseña presencia, ritmo, honestidad emocional, coherencia interna, humildad profesional, lectura sensorial del ambiente, escucha sin juicio, protección sin dominación. El terapeuta deja de ser la autoridad y se convierte en un aprendiz del lenguaje del niño.

La frase que define este capítulo podría ser esta: Antes de intervenir en un niño autista, intervén en tu energía. Porque tu energía será el primer tratamiento del niño (figura 41).

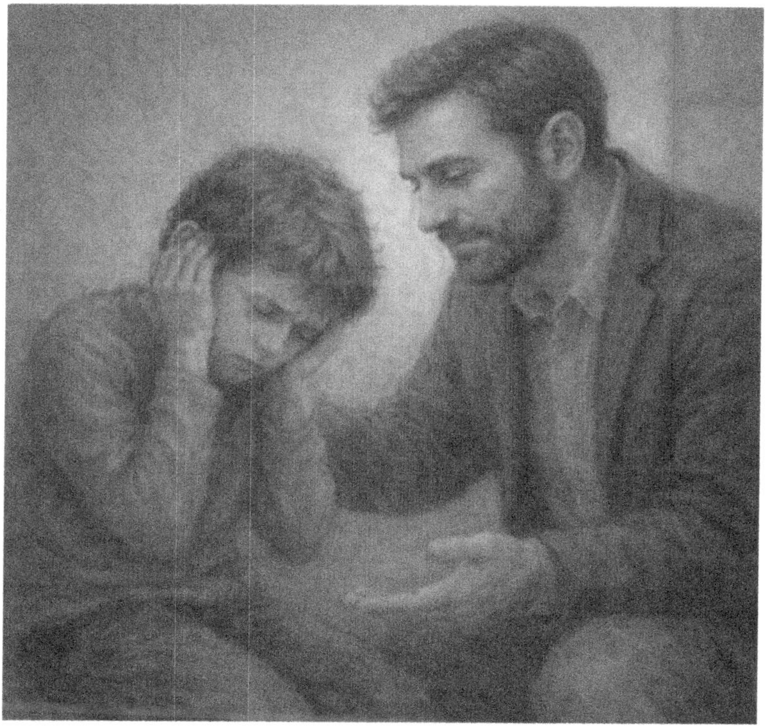

Figura 41. Un profesional se acerca a un niño autista con calma y presencia, lo que simboliza los principios del aikido médico y del aikido emocional: sintonizar primero la energía del niño antes de intervenir, acompañar en lugar de corregir, y ofrecer regulación a través de la conexión humana.

CAPÍTULO 40
La fórmula del aikido emocional aplicada al autismo Anticipar y Analizar—Bienvenida y Benevolencia—Controlar y Cambiar—Derribar y Disolver

Cuando la mente se desborda: actuar con calma ante el caos.

40.1 Introducción

En el curso del trastorno bipolar, las crisis agudas —ya sean maníaSi el capítulo anterior explicó la filosofía del aikido médico aplicado al espectro, este capítulo explica su mecánica: cómo se mueve, cómo se enseña, cómo se aplica, cómo cambia vidas. La fórmula 2A + 2B + 2C + 2D no es un protocolo rígido.

Es un mapa dinámico del sistema nervioso del niño, una guía de acompañamiento emocional, un puente entre la neurociencia sensorial y la relación humana. Cada puerta de esta fórmula responde a un principio neurobiológico del autismo. Es, en esencia, la traducción terapéutica de la sensibilidad autista.

40.2 ¿Por qué esta fórmula funciona tan bien en personas autistas?

Porque el autismo no es desobediencia. Es biología, percepción, interocepción, ritmo, coherencia interna. Porque el autismo no necesita corrección. Necesita acompañamiento, estructura, claridad, seguridad. Y porque cada parte de la fórmula coincide con un reto central del neurodesarrollo autista:

Anticipar → necesidad de predictibilidad.

Analizar → necesidad de claridad cognitiva.

Bienvenida → necesidad de aceptación sensorial y emocional.

Benevolencia → necesidad de empatía bidireccional.

Controlar → necesidad de regulación interoceptiva.

Cambiar → necesidad de flexibilidad estructurada.

Derribar → necesidad de desactivar el miedo.

Disolver → necesidad de liberar la tensión acumulada.

Por eso esta fórmula es perfecta para ellos. Está hecho para su cerebro, su emoción y su ritmo.

LAS DOS A: ANTICIPAR Y ANALIZAR

1. ANTICIPAR: el cerebro autista vive mejor cuando sabe qué viene

El sistema nervioso autista necesita estructura. Los cambios bruscos generan ansiedad. Las sorpresas saturan. Las interrupciones desorganizan. Anticipar es un acto de amor neurobiológico. Anticipar significa: preparar, avisar, estructurar, visualizar, dar tiempo, acompañar la transición. Anticipar no controla: protege.

Ejemplos clínicos: "En dos minutos guardamos". "Después del baño viene la pijama". "Primero comemos, luego vemos tu interés favorito".

2. ANALIZAR: entender la emoción desde el cuerpo, no desde el juicio

"¿Por qué reaccionó así?" Porque el cerebro autista analiza el mundo de forma diferente. El adulto debe analizar: ¿Hay ruido excesivo? ¿Hubo un cambio brusco? ¿Está cansado? ¿Está con sobrecarga sensorial? ¿La emoción viene de interocepción confusa? ¿Hay demasiadas demandas sociales?

Analizar no busca culpables. Busca causas neurobiológicas. Para el autismo, analizar es ver más allá de la conducta y entrar en la emoción.

LAS DOS B: BIENVENIDA Y BENEVOLENCIA

3. BIENVENIDA (*BEFRIENDED*): crear un espacio emocional sin juicio

El niño autista necesita sentirse seguro para ser él mismo. Sin máscaras. Sin correcciones constantes. Sin exigencias sociales que no comprende.

Befriended significa: "Te acepto como eres", "tu energía es válida", "no estás equivocado", "tu forma de sentir no es un error". Es lo opuesto a la terapia tradicional que intenta normalizar. Es decirle al niño: "Aquí no tienes que defenderte".

4. BENEVOLENCIA: la empatía bidireccional del problema de doble empatía

Este es el corazón del capítulo. La benevolencia en el autismo no es solo calma o cariño. Es comprensión activa del mundo sensorial, emocional y social del niño.

Benevolencia significa leer su lenguaje corporal, evitar la ironía, explicar lo implícito, hablar literal, respetar el silencio, dar tiempo, no precipitar contacto visual, no interpretar su neutralidad como frialdad. La benevolencia es la cura a la distancia entre dos mundos neurológicos.

LAS DOS C: CONTROLAR Y CAMBIAR

5. CONTROLAR: regular el cuerpo antes que la mente

El control emocional comienza con control fisiológico. En el autismo la regulación ocurre desde la respiración, la presión profunda, los objetos reguladores, el movimiento rítmico, la reducción de estímulos y el anclaje sensorial.

No se controla gritando "¡cálmate!". Se controla regulando el ambiente y sincronizando el cuerpo. Controlar es regular con el niño, no sobre el niño.

6. CAMBIAR: la flexibilidad es un entrenamiento, no una obligación

Cambiar no es cambiar personalidad. Es entrenar la capacidad de adaptarse. Para un cerebro autista: cambiar requiere tiempo, estructura, visualización, seguridad, microtransiciones.

Por ejemplo, cambiar la tarea, cambiar de lugar, cambiar el horario, cambiar una expectativa. Cambiar sin trauma es cambiar suavemente.

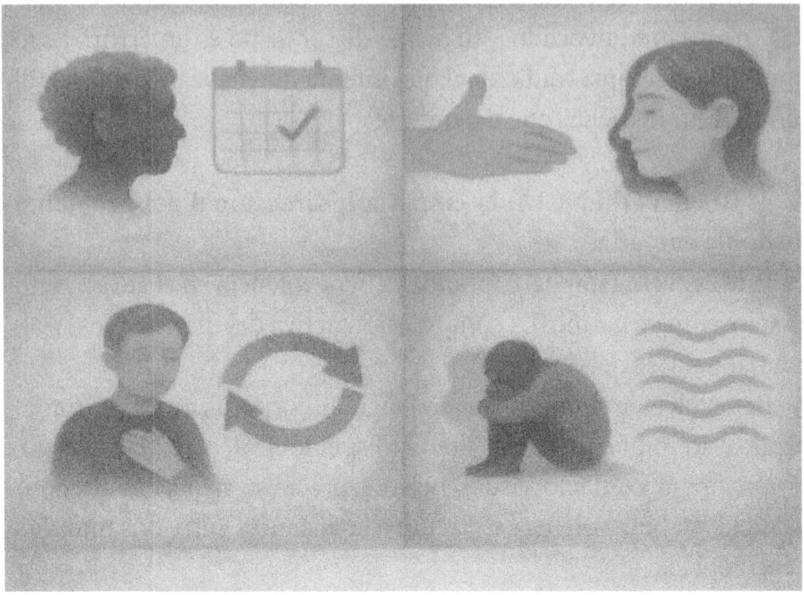

Figura 42. Representación simbólica de los cuatro principios del aikido emocional aplicados al autismo. En la imagen se muestra cómo la anticipación, la aceptación, la regulación y la liberación emocional forman un camino armonioso para acompañar al niño desde la neurobiología y la compasión.

LAS DOS D: DERROTAR Y DISOLVER

7. DERRIBAR: derrotar el miedo, no al niño

Derribar no es confrontar al niño. Es derribar la amenaza percibida. El miedo es el origen de los bloqueos, las rabietas, la desregulación, la crisis sensorial, la huida y la evitación.

El adulto derriba el miedo cuando habla lento, hace movimientos suaves, no invade, reduce el ruido, acompaña en silencio, protege el cuerpo y el espacio, valida la emoción. Derribar es desactivar el peligro. No es imponer autoridad.

8. DISOLVER: liberar la tensión acumulada del sistema nervioso

Un niño autista acumula tensión durante horas, días o semanas. El objetivo final es disolver esa tensión. Disolver implica llorar seguro, estimulación profunda, movimiento rítmico, silencio protector, tiempo sin demandas, repetición reguladora, música calmante, juego sensorial.

Disolver es permitir que el sistema nervioso respire. Solo cuando la tensión se disuelve, el aprendizaje aparece.

La fórmula 2A + 2B + 2C + 2D es más que un método. Es el mapa neurobiológico del acompañamiento respetuoso en autismo. Es ciencia, amor, técnica, presencia y ética. Es tratar al niño como un ser humano completo, no como un proyecto terapéutico. Y sobre todo es esto: no se trata de cambiar al niño autista. Se trata de acompañarlo mientras el mundo cambia para él.

CAPÍTULO 41
Casos clínicos y estrategias de acompañamiento basadas en aikido emocional

En la práctica clínica cada conducta es una forma de comunicación y cada intervención, una oportunidad para acompañar la energía en lugar de confrontarla.

41.1 Introducción

El aikido emocional no es teoría. Es práctica. Es cuerpo. Es presencia. Es respiración compartida. Es acompañamiento real en la vida diaria. Es la forma en que un terapeuta, un padre, un maestro o un profesional de la salud modula su energía para sostener a un niño cuyo sistema nervioso vive más intensamente que el de los demás.

Este capítulo muestra cómo aplicar la fórmula 2A + 2B + 2C + 2D en situaciones cotidianas del espectro autista. Cada caso es una historia realista, protegida, anónima y neuroinformada. Cada historia se convierte en una clase práctica de aikido emocional.

41.2 Caso 1: el niño que "no soporta" ser corregido

Edad: 6 años.

Diagnóstico: Autismo nivel 1.

Escenario: En clase rompe a llorar cuando el maestro señala un error en su cuaderno.

Interpretación tradicional: "Es muy sensible", "no tolera frustración", "manipula".

Interpretación desde la neurociencia: Algunas personas autistas viven la corrección como *ruptura de coherencia interna.* El cerebro está tan enfocado en la tarea que cualquier interrupción actúa como un impacto emocional.

Aikido emocional aplicado (2A + 2B):

Anticipar: Antes de revisar, el maestro dice con voz suave: "Ahora te voy a ayudar a mejorar tu trabajo. Puede haber cosas para ajustar, pero estoy contigo".

Analizar: Observa si el niño está tenso, inquieto o respirando rápido. Ayuda a regular antes de corregir.

Bienvenida: "Todo lo que hagas está bien. No estoy buscando errores; estoy caminando contigo".

Benevolencia: Se acerca despacio, sin invadir. Ofrece tiempo. No usa tono crítico ni ambiguo.

Resultado: El niño, al sentirse seguro, tolera la corrección sin colapsar. La energía se acompaña, no se quiebra.

41.3 Caso 2: crisis en un supermercado

Edad: 4 años.

Diagnóstico: Autismo nivel 2.

Escenario: Llanto intenso, manos en los oídos, cuerpo rígido en medio de un pasillo.

Interpretación tradicional: "Berrinche".

Interpretación real: Sobrecarga sensorial. El sistema auditivo está recibiendo más estímulos de los que puede procesar.

Aikido emocional aplicado (C + D):

Controlar: El adulto baja su voz. Se agacha a su altura. Reduce estímulos (luces, ruido, movimiento). Usa respiración lenta y profunda para sincronizar.

Cambiar: Guía al niño hacia un espacio más silencioso sin forzar. Usa contacto visual suave solo si el niño lo busca.

Derrotar (el miedo): "Nada malo está pasando. Estoy contigo. Ya casi salimos".

Disolver: Permite el movimiento rítmico, la presión profunda o el abrazo contenedor si el niño lo solicita.

Resultado: La crisis baja sin castigos, sin gritos y sin vergüenza social.

41.4 Caso 3: la niña que no puede empezar una tarea

Edad: 10 años.

Diagnóstico: Autismo nivel 1.

Escenario: Se queda paralizada frente al cuaderno. No escribe. No inicia. No mira. Parece "desobediencia", pero es bloqueo ejecutivo.

Neurociencia aplicada: El inicio de una tarea puede activar ansiedad anticipatoria. La corteza prefrontal se desconecta temporalmente.

Aikido emocional aplicado (A + C):

Anticipar: "Vamos a hacerlo juntas. Yo empiezo, tú me sigues".

Analizar: ¿La tarea está clara? ¿La instrucción es concreta? ¿El ambiente es seguro?

Controlar: Respiración conjunta. Tono suave. Primera frase escrita por el adulto para disminuir la carga inicial.

Cambiar: Microtareas: una palabra, un renglón, una idea, una pausa, otro renglón.

Resultado: La niña arranca. La parálisis se convierte en movimiento.

41.5 Caso 4: adolescente que "se enoja sin razón"

Edad: 13 años.

Diagnóstico: Autismo nivel 1 + hipersensibilidad auditiva.

Escenario: Explosiones emocionales aparentemente "sin motivo".

Realidad: Interocepción confusa + ruido interno + sobresaturación.

Aikido emocional aplicado (B + D):

Bienvenida: "No tienes que explicar con palabras. Estoy aquí".

Benevolencia: Evitar las preguntas rápidas, los sermones y el contacto visual obligado.

Derrotar: Identificar el estímulo que activa la tormenta: ruido, calor, hambre, fatiga, exceso social.

Disolver: Ofrecer espacio, movimiento, música suave o peso profundo.

Resultado: Las explosiones bajan cuando se trabaja sobre la raíz sensorial, no la conducta.

41.6 Caso 5: adulto autista en sesión psicoterapéutica

Edad: 28 años.

Diagnóstico: Autismo no diagnosticado en la infancia.

Escenario: Dificultad para expresar emociones. Parece frío, distante, "desconectado".

Realidad: Doble empatía. Emociones internas intensas, pero lenguaje emocional literal.

Aikido emocional aplicado (2B + 2C):

Bienvenida: "Tu forma de sentir está bien. No tienes que expresarte como los demás".

Benevolencia: Lógica clara, preguntas concretas, nada metafórico, nada implícito.

Controlar: Enfocarse en la respiración y en las señales corporales: los latidos, la tensión, la respiración, la temperatura y el nudo en el estómago.

Cambiar: Diálogos estructurados: "Cuando A pasa, tu cuerpo hace B. ¿Qué necesitas para que haga C?"

Resultado: Aparece la emoción. El adulto no se esconde: se muestra.

El aikido emocional no es una técnica para corregir. Es una forma de acompañar al cerebro autista desde la ciencia y la compasión. Es un método que entiende que la emoción está en el cuerpo, el comportamiento es comunicación, la crisis es desbordamiento, la calma es corregulación, la empatía debe ser bidireccional, la energía del adulto es el primer tratamiento, la flexibilidad se entrena con amor, el miedo se derriba con presencia, no con fuerza, la tensión se disuelve con paciencia y el niño no es el problema: el mundo es demasiado intenso.

Este capítulo demuestra algo esencial: no se cambia al niño. Se cambia el modo en que lo acompañamos (figura 43).

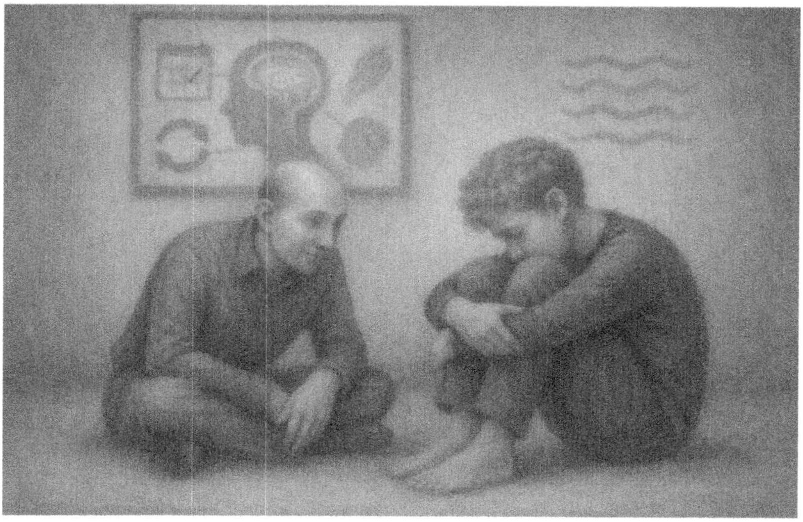

Figura 43. Un profesional acompaña a un niño autista durante un momento de desregulación emocional. La escena muestra cómo la presencia calmada, la postura suave y la contención respetuosa pueden transformar la crisis en un espacio seguro de regulación compartida.

PARTE XI. DIAGNÓSTICO AVANZADO Y NEUROQUÍMICA DEL AUTISMO

CAPÍTULO 42
El DNP-21 aplicado al autismo: neuroquímica, perfiles sensoriales y circuitos sociales

En el autismo la neuroquímica no solo sostiene la biología, sino que da forma a la experiencia del mundo, revelando perfiles únicos que el DNP-21 permite interpretar y acompañar.

42.1 Introducción

El autismo es, ante todo, una forma diferente de organización del cerebro. No es una falla, ni una carencia, ni un trastorno del "afecto". Es un estilo neurobiológico con patrones propios de procesamiento sensorial, emocional, cognitivo y social.

El modelo DNP-21 (*Dominant Neurochemical Profile–21 Questions*), desarrollado como una forma integradora de comprender la química cerebral humana, se vuelve especialmente valioso cuando se aplica al autismo. No para "diagnosticar más", sino para **comprender mejor.** Comprender implica conocer el mapa neuroquímico que sostiene: ¿Cómo siente?, ¿cómo percibe?, ¿cómo procesa?, ¿cómo reacciona?, ¿cómo aprende?, ¿cómo se organiza?, ¿cómo ama? y ¿cómo se protege?

Porque detrás de cada conducta autista hay una ecuación neurobiológica precisa. Este capítulo une tres mundos que normalmente se enseñan por separado: la neuroquímica humana, los perfiles sensoriales del autismo, los circuitos sociales y emocionales que hacen único a cada individuo del espectro. Aquí el DNP-21 se convierte en una herramienta poderosa de lectura profunda.

42.2 ¿Por qué un perfil neuroquímico en el autismo?

El autismo no es solo un trastorno del comportamiento o de la comunicación: es también una forma distinta de funcionamiento neurobiológico. Durante años las herramientas diagnósticas se han centrado en la conducta observable (DSM-5, ADOS, entrevistas y escalas), pero han dejado en segundo plano la dimensión neuroquímica que sostiene la sensibilidad sensorial, la regulación emocional, la atención, la ansiedad y la forma particular de conectar con el mundo.

El DNP-21 nace precisamente como un intento de traducir la clínica cotidiana a un lenguaje neuroquímico accesible. No pretende reemplazar el diagnóstico clásico del espectro autista, sino aportar una capa adicional de comprensión: qué sistemas neuroquímicos parecen predominantes, cuáles están sobreactivados, cuáles están hipoactivos, y cómo esto se relaciona con los síntomas del paciente.

En este capítulo explico cómo puede utilizarse el DNP-21 —y su versión específica para autismo, el ASD-DNP-21— dentro de la evaluación integral de una persona autista, ya sea niño, adolescente o adulto.

42.3 Fundamentos del DNP-21: de la clínica al mapa neuroquímico

El DNP-21 se apoya en la idea de que muchos síntomas psiquiátricos pueden entenderse, al menos en parte, como la expresión de patrones dominantes en ciertos sistemas de neurotransmisores.

En sus versiones más recientes, el modelo integra al menos 12 sistemas neuroquímicos, entre ellos: serotonina, dopamina, noradrenalina, GABA, glutamato, acetilcolina, histamine, oxitocina, vasopresina, endorfinas/opiodes endógenos, melatonina, y sistema endocannabinoide (de forma exploratoria).

Cada sistema se asocia a un conjunto de síntomas, rasgos y estilos de respuesta:

- Regulación del estado de ánimo, flexibilidad emocional, ansiedad anticipatoria (serotonina, GABA).
- Motivación, búsqueda de novedad, hiperfocus, impulsividad (dopamina, noradrenalina).

- Sobrecarga sensorial, excitabilidad cortical, "cerebro en volumen alto" (glutamato, GABA).
- Vinculación social, empatía, apego, respuesta al contacto físico y emocional (oxitocina, vasopresina).

En el autismo muchos de los síntomas típicos (rigidez, hipersensibilidad, dificultades sociales, hiperfocus, *meltdowns*) pueden describirse como combinaciones particulares de estos sistemas. El DNP-21 intenta organizar esta complejidad en un perfil clínico-neuroquímico que oriente tanto la psicoeducación como el plan terapéutico.

42.4 ASD-DNP-21: adaptación específica para el espectro autista

La versión para autismo, que llamaremos ASD-DNP-21, mantiene la lógica de 21 ítems pero ajustados a la realidad autista. En lugar de preguntas genéricas, se enfoca en áreas donde el autismo expresa con más claridad su "firma neuroquímica":

- Sensibilidad sensorial (ruidos, luces, texturas, cambios de rutina).
- Estilo de atención (hiperfocus, dificultad para cambiar de tarea, perseveración).
- Regulación emocional (*meltdowns*, *shutdowns*, ansiedad social, miedo al error).
- Sueño y ritmos biológicos (insomnio, despertares, inversión de horarios).
- Conexión social (búsqueda de contacto, evitación, confusión social, agotamiento social).
- Respuesta a recompensas (intereses restringidos, motivación intensa por ciertos temas).

El ASD-DNP-21 puede responderse:

- Por el propio paciente (adolescentes y adultos autistas que puedan autodescribirse).
- Por los padres o cuidadores (en niños o personas con dificultades de lenguaje).

- Como instrumento mixto, combinando observación clínica y respuestas de la familia.

El objetivo no es "medir gravemente el autismo", sino identificar cuáles sistemas neuroquímicos parecen más involucrados en el perfil autista específico de esa persona.

42.5 ¿Cómo aplicar el DNP-21 en una evaluación de autismo?

42.5.1 Momento de uso

El DNP-21 no se usa como prueba diagnóstica aislada de autismo. Se integra:

- Después de una **evaluación clínica estándar** (historia, desarrollo, antecedentes familiares, comorbilidades).
- En paralelo o después de escalas como ADOS, ADI-R, cuestionarios de sensibilidad sensorial, escalas de ansiedad, TDAH, etc.

Su mejor uso es como herramienta de segunda capa: una vez que sabemos que hay un perfil autista, usamos el DNP-21 para entender cómo está organizado neuroquímicamente ese perfil.

42.5.2 Procedimiento básico

1. Explicar el propósito: "Esta herramienta no te etiqueta ni te diagnostica, sino que nos ayuda a entender qué sistemas químicos del cerebro parecen estar participando más en tus síntomas, para poder escoger mejor las intervenciones".
2. Aplicar las 21 preguntas adaptadas al autismo (ASD-DNP-21), con ejemplos concretos y lenguaje claro.
3. Asignar puntuaciones por sistema neuroquímico, según la clave del DNP-21:
   - Ítems que suman a serotonina/GABA (regulación emocional, ansiedad).
   - Ítems que suman a dopamina/noradrenalina (atención, hiperfocus, impulsividad).
   - Ítems que suman a glutamato/GABA (sobrecarga sensorial, agitación interna).

  - Ítems que suman a oxitocina/vasopresina (socialización, lectura emocional, apego).
  - Ítems que suman a melatonina/ritmos circadianos (sueño).
4. Generar un perfil gráfico: barras o radar con la "fuerza relativa" de cada sistema.
5. Utilizar el perfil como base para la conversación clínica y la planificación terapéutica.

42.6 Interpretación de perfiles típicos en autismo

A continuación describo algunos patrones clínico-neuroquímicos que aparecen con frecuencia en personas autistas (los ejemplos son orientativos, no absolutos).

42.6.1 Perfil "hiperexcitabilidad glutamatérgica"

Puntuaciones altas en glutamato y relativamente bajas en GABA.

- Clínica: hipersensibilidad sensorial, dificultad para tolerar ruido, luces, cambios, impresión subjetiva de "cerebro saturado", fatiga mental rápida.
- Interpretación: el sistema excitatorio (glutamato) domina sobre el inhibitorio (GABA), lo que genera una experiencia de mundo "demasiado intenso".

42.6.2 Perfil "rigidez dopaminérgica"

- Elevación en dopamina/noradrenalina, acompañada de rasgos de perseveración, hiperfocus, dificultad para cambiar de tema o de rutina.
- Clínica: necesidad de repetición, resistencia a cambios, intereses restringidos, intensa fijación en detalles o temas específicos.
- Interpretación: el sistema motivacional y de recompensa está muy focalizado en ciertos estímulos, facilitando la rigidez e intereses restringidos.

42.6.3 Perfil "ansiedad serotoninérgica con hipersensibilidad social"

- Elevación en ítems relacionados con ansiedad anticipatoria, miedo al error, preocupación excesiva por el juicio de los demás, habitualmente con dificultades sociales.
- Clínica: evitación social, ansiedad antes de interacciones, rumiación, *meltdowns* ante demandas sociales complejas.
- Interpretación: desregulación de sistemas de serotonina y GABA que dificultan la inhibición de la ansiedad y el control de la respuesta emocional.

42.6.4 Perfil "hipovinculación oxitocina/vasopresina"

- Ítems altos en dificultades de conexión emocional, lectura de gestos, contacto físico, pero no necesariamente por rechazo afectivo, sino por sobrecarga o confusión social.
- Clínica: el paciente puede sentir cariño y necesidad de vínculo, pero se agota rápidamente en contextos sociales o no sabe cómo expresar esa conexión.
- Interpretación: desbalance en sistemas de vinculación social (oxitocina, vasopresina) combinado con otras dimensiones sensoriales y cognitivas.

El DNP-21 no diagnostica autismo, pero sí ayuda a responder preguntas clave una vez que el diagnóstico está en la mesa: ¿Por qué este niño autista parece más ansioso que otros? ¿Por qué esta adolescente autista tiene *meltdowns* principalmente al anochecer o cuando está muy cansada? ¿Por qué este adulto autista funciona muy bien en el trabajo pero colapsa socialmente en reuniones familiares?

Al combinar resultados del DNP-21 (perfil neuroquímico), puntuaciones del ADOS/ADI-R e informes escolares, familiares y de otros profesionales, el clínico puede construir una formulación más integral, que incluya tanto la dimensión diagnóstica como la dimensión neuroquímica y psicoeducativa.

42.7 Uso clínico del DNP-21 en el plan terapéutico del autismo

Uno de los mayores beneficios del DNP-21 es que permite explicar el autismo no solo como "trastorno del neurodesarrollo", sino como un patrón neuroquímico particular.

Por ejemplo: "No es que tú seas flojo o desobediente: tu sistema glutamatérgico está muy activo y te hace vivir el mundo más intenso; por eso necesitas más tiempo y entornos sensorialmente cuidados". "Tu hijo no es frío ni distante: su sistema de oxitocina y de lectura social funciona de manera distinta, y además se sobrecarga fácilmente; vamos a ayudarlo a encontrar formas de conexión que no lo agoten".

El perfil DNP-21 puede orientar:

Tipo de terapia: más enfocada en regulación sensorial, en ansiedad, en habilidades sociales o en organización ejecutiva, según los sistemas predominantes.

Técnicas específicas:

- Entrenamiento en respiración y técnicas somáticas para modular GABA/serotonina.
- Intervenciones sensoriales, uso de auriculares, ambientes estructurados (cuando predomina glutamato).
- Rutinas visuales, apoyo ejecutivo, manejo del hiperfocus (cuando predomina dopamina/noradrenalina).
- Estrategias de conexión social gradual, uso de intereses especiales como puente (cuando hay desajustes en oxitocina/vasopresina).

El DNP-21 no reemplaza la evaluación farmacológica estándar ni la evidencia científica, pero puede ayudar al clínico a comprender por qué algunos pacientes responden mejor a ciertos ansiolíticos o antidepresivos, ser más prudente donde hay un perfil ya muy dopaminérgico (por ejemplo, en comorbilidad con TDAH o rasgos de hiperactividad) y explorar fármacos que modulan GABA, glutamato o sistemas serotoninérgicos en el contexto de ansiedad, insomnio o irritabilidad severa, siempre con juicio clínico.

Es fundamental subrayar que el DNP-21 es una herramienta orientadora, no una prueba de laboratorio ni un biomarcador definitivo; un mapa clínico-teórico, basado en correlaciones entre síntomas y sistemas neuroquímicos, no en mediciones directas de neurotransmisores en el cerebro.

Por ello no debe utilizarse para "etiquetar" a la persona ("tú eres dopamínico", "tú eres serotoninérgico") como si fuera una identidad fija. No debe justificarse cualquier intervención farmacológica únicamente en el resultado del DNP-21.

Debe explicarse siempre en lenguaje comprensible y con un enfoque de respeto a la neurodiversidad: el objetivo no es "normalizar" al autista, sino entender mejor su experiencia y reducir el sufrimiento evitable (figura 44).

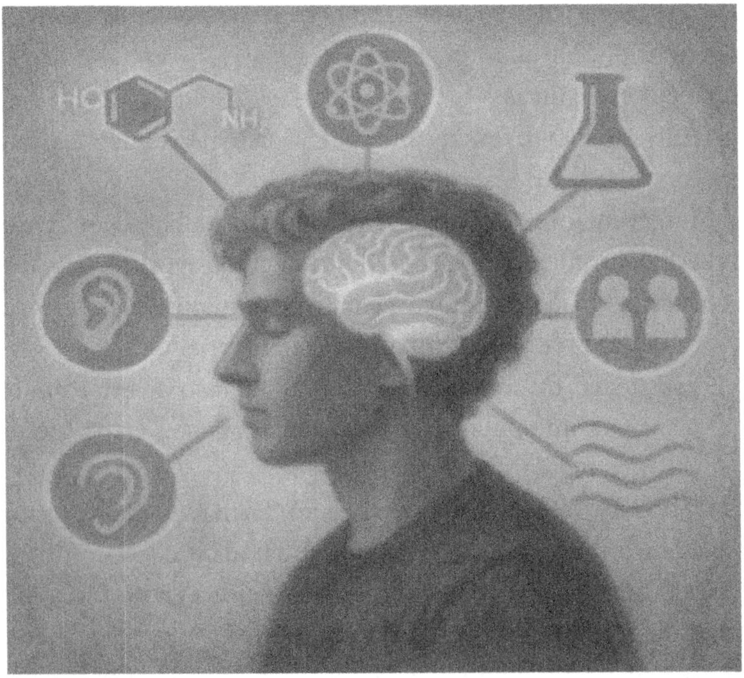

Figura 44. Representación simbólica del cerebro autista como un entramado de neuroquímica, percepción sensorial y circuitos sociales únicos, lo que subraya la integración del modelo DNP-21 para comprender la diversidad interna y la organización profunda del espectro.

42.8 Viñeta clínica ilustrativa (ejemplo)

Niño de 9 años, con diagnóstico de autismo leve, buen lenguaje, altas capacidades en memoria visual y enorme interés por mapas y horarios de trenes. La familia consulta por crisis intensas al cambiar de rutina, dificultad para dormir, con pensamientos repetitivos antes de acostarse y sensibilidad extrema al ruido (aspiradora, música alta, fiestas).

Se aplica el ASD-DNP-21 y se obtiene puntuación alta en ítems relacionados con glutamato/GABA (sobrecarga sensorial, dificultad para "bajar el volumen" mental), puntuación alta en ítems serotoninérgicos (ansiedad anticipatoria, preocupación antes de los cambios) y puntuación moderada en dopamina/noradrenalina (hiperfocus en intereses restringidos, dificultad para cambiar de tema).

En lugar de interpretar esto como "mala conducta" o "rebeldía", se explica a la familia: el niño tiene un cerebro muy excitado sensorialmente (glutamato) y poco amortiguamiento (GABA). Los cambios de rutina se viven como amenaza, lo que activa la ansiedad (serotonina) y la rigidez (dopamina).

Se planifica: Ajuste del ambiente sensorial (uso de protección auditiva en contextos ruidosos, anticipación visual de cambios), rutinas de relajación antes de dormir (respiración, luz tenue, reducción de pantallas), y trabajo psicoeducativo con la escuela para entender que los "malos ratos" son en gran parte **neuroquímicos**, no mera "mala conducta".

Con el tiempo, el perfil DNP-21 se revisa periódicamente para observar cambios en la experiencia del niño a medida que se implementan estrategias.

La aplicación del DNP-21 en el autismo no ofrece soluciones mágicas ni reemplaza la complejidad de la evaluación multidisciplinaria. Sin embargo, aporta algo valioso:

- Un **lenguaje intermedio** entre la biología y la experiencia subjetiva.

- Un modo de decirle a la persona autista y a su familia: "No estás roto; tu cerebro funciona con otro balance de sistemas químicos, y podemos entenderlo y acompañarlo mejor".

En el contexto del autismo el DNP-21 invita a pasar de la mirada puramente conductual a una **mirada neuroquímica integradora**, que reconozca la diversidad del cerebro humano y busque, sobre todo, reducir el sufrimiento, respetar la identidad autista y construir caminos de apoyo más personalizados y humanos.

CAPÍTULO 43
Herramientas diagnósticas modernas del autismo: del tamizaje infantil a la evaluación en adultos

El diagnóstico del autismo ya no pertenece a un solo momento de la infancia, sino a un proceso continuo donde la ciencia aprende a reconocer la diversidad del desarrollo en cada etapa de la vida.

43.1 Introducción

El diagnóstico del autismo ha cambiado profundamente en las últimas décadas. Lo que antes era un camino lleno de confusión, estigma y errores, hoy es un proceso más claro, más humano y más sustentado en evidencia científica. Aun así, sigue siendo complejo.

El autismo no se diagnostica con un análisis de sangre. No se detecta mediante una radiografía o una resonancia magnética. No existe un examen genético único que lo confirme. El diagnóstico del autismo es clínico. Y requiere herramientas especializadas, observación experta y una comprensión profunda de cómo se expresa la neurodiversidad a lo largo de cada etapa de la vida.

Este capítulo presenta las herramientas diagnósticas más utilizadas, más confiables y más reconocidas internacionalmente, y explica su propósito, fortalezas, limitaciones y el tipo de perfil que identifican mejor. Es, en esencia, un mapa para no perderse en el laberinto diagnóstico.

43.2 M-CHAT-R y M-CHAT-R/F: el tamizaje temprano que cambió la historia del diagnóstico del autismo

El M-CHAT-R (Lista Modificada de Detección de Autismo en Niños Pequeños –Revisión) y su versión ampliada M-CHAT-R/F (Revisión con Seguimiento) son hoy las herramientas más utilizadas en todo el mundo para identificar señales tempranas de autismo entre los 16 y 30 meses de edad. Su importancia no puede sobreestimarse.

Antes del M-CHAT, miles de niños pasaban inadvertidos hasta los 4, 5 o 6 años, cuando las dificultades sociales, el lenguaje tardío o las reacciones sensoriales ya estaban profundamente arraigadas. Hoy, gracias a esta herramienta, muchos niños reciben evaluación y apoyo desde edades críticas, cuando la neuroplasticidad es más poderosa.

Este capítulo explica: ¿Qué evalúa el M-CHAT? ¿Por qué funciona? ¿Cómo se interpreta? ¿Cuáles ítems son más predictivos? ¿Qué significa un resultado positivo? ¿Cómo usarlo sin caer en diagnósticos apresurados? El lector encontrará aquí la guía más clara posible sobre cómo se detecta el riesgo de autismo en los primeros años de vida.

M-CHAT-R

El M-CHAT-R es un cuestionario de 20 preguntas dirigido a padres de niños pequeños. Evalúa conductas básicas del desarrollo social, comunicativo y sensorial. Sus preguntas exploran intereses compartidos, atención conjunta, respuesta al nombre, señalamiento, gestos comunicativos, juego simbólico, búsqueda de contacto afectivo, imitación, sensibilidad sensorial, fijación en objetos, uso de la mirada, compartir logros, y reacciones ante sonidos.

M-CHAT

El M-CHAT no pregunta por "autismo" directamente. Pregunta por lo que el cerebro autista expresa antes de tener lenguaje: mirada, gestos, interacción, curiosidad social, respuesta emocional y juego. Por eso es tan poderoso.

Aunque el cuestionario completo es importante, la investigación ha demostrado que hay 7 preguntas especialmente sensibles a la presencia de rasgos autistas tempranos. Son las relacionadas con:

1. **Señalamiento para mostrar (proto-declarativo):** cuando el niño señala algo interesante para compartirlo, no solo para pedirlo.

2. **Señalamiento para pedir (proto-imperativo):** si no señala para pedir objetos básicos, es una alerta.
3. **Respuesta al nombre:** si el niño parece no escuchar, especialmente en ausencia de distracciones, debe evaluarse.
4. **Mirada social espontánea:** el contacto visual no es solo "mirar", es conectar.
5. **Mostrar objetos a otros:** los niños neurotípicos muestran juguetes para compartir emoción.
6. **Imitación espontánea:** si no imita gestos simples, puede haber diferencia en el desarrollo.
7. **Juego simbólico:** por ejemplo: alimentar a un muñeco, fingir dormir, usar objetos como representación. Cuando varios de estos ítems fallan, se recomienda evaluación inmediata.

M-CHAT-R/F

El M-CHAT-R/F (FOLLOW-UP) es una entrevista corta que se aplica cuando el resultado del M-CHAT-R indica riesgo. Sirve para aclarar respuestas ambiguas y evitar falsos positivos.

Ejemplo: Un padre señala que su hijo "no responde al nombre". En el seguimiento se pregunta: "¿No responde nunca, o solo cuando está concentrado?" "¿Parece no escuchar o sí escucha pero no voltea?" "¿Oye bien según su pediatra?"

El seguimiento transforma un "riesgo" en un "riesgo real" o un "falso riesgo". Gracias a esto, la herramienta es mucho más precisa. El resultado se clasifica en tres niveles:

- **Nivel 1:** Riesgo bajo.
- **Nivel 2:** Riesgo moderado.
- **Nivel 3:** Riesgo alto.

Las recomendaciones son distintas:

- **Riesgo bajo:** Repetir en 3 meses si persisten las dudas.
- **Riesgo moderado:** Aplicar M-CHAT-R/F y derivar si persisten señales.

- **Riesgo alto:** Derivación inmediata para evaluación formal con ADOS-2 y ADI-R. Un resultado positivo NO es un diagnóstico. Es una alerta para evaluar más profundamente.

43.3 ¿Por qué el M-CHAT es tan importante en el autismo?

La ciencia es clara: La intervención temprana cambia la trayectoria del desarrollo. El cerebro entre 1 y 3 años es extraordinariamente moldeable. Las habilidades sociales iniciales pueden mejorar con apoyos correctos.

El M-CHAT permite detectar diferencias antes de que aparezcan problemas mayores, evitar años de espera, ayudar a la familia a comprender, orientar al pediatra, iniciar intervención sensorial, comunicativa y social, potenciar el desarrollo del lenguaje, reducir ansiedad y frustración en el niño, mejorar la calidad de vida. Es la puerta a un futuro mejor.

Como toda herramienta de tamizaje, el M-CHAT tiene límites: no diagnostica, puede generar falsos positivos, puede subestimar autismo leve o camuflado, depende de la observación de los padres, no sustituye la evaluación especializada. Aun así, sigue siendo una de las herramientas más precisas y validadas.

Muchos niños con autismo nivel 1 pueden pasar desapercibidos: niñas que camuflan, niños verbales pero con diferencias sociales, niños con juego rígido pero buen lenguaje, niños con intereses restringidos sin retraso de habla.

Por eso si el pediatra, la familia o el maestro sienten preocupación se recomienda: evaluación con SRS-2, evaluación con SCQ, observación estructurada, entrevista del desarrollo. Nunca debe ignorarse la intuición clínica.

Una de sus mayores virtudes es que da lenguaje a las familias. Transforma frases como: "Creo que algo es diferente...", "me preocupa, pero no sé explicar qué...", "no mira mucho...", "no juega igual..." en indicadores claros, conversables y accionables. Permite que la conversación pase de la preocupación emocional a la acción informada.

El M-CHAT no es una prueba de autismo. Es una ventana que se abre antes de que el mundo social se vuelva demasiado complejo. El M-CHAT permite ver lo que muchos padres sienten antes de poder expresarlo.

Permite actuar antes de que aparezcan crisis graves, acompañar antes de que el niño acumule frustraciones e intervenir cuando el cerebro está más dispuesto a crecer. Es, en muchos sentidos, el primer abrazo clínico que recibe un niño del espectro.

43.4 La Escala de Responsividad Social -segunda edición (SRS-2): el termómetro moderno de la interacción social autista

La SRS-2 es una de las herramientas más elegantes, precisas y reveladoras del diagnóstico moderno del autismo. No busca observar una conducta aislada ni una respuesta puntual en un consultorio; busca capturar **cómo una persona existe socialmente en el mundo real**. Es, en muchos sentidos, el puente más directo entre la vida cotidiana y la neurociencia del comportamiento social.

Mientras otras pruebas evalúan momentos específicos, la SRS-2 mide patrones que se repiten día tras día: cómo la persona mira, interpreta, responde, inicia, comprende, se adapta y se vincula. Es una radiografía social del autismo, sensible a matices que incluso los clínicos más experimentados podrían pasar por alto.

La SRS-2 evalúa un aspecto central del autismo: la **reciprocidad social**, es decir, la danza emocional y comunicativa entre una persona y su entorno.

Evalúa cinco dominios fundamentales:

1. Conciencia social

La capacidad de detectar señales sociales: miradas, tonos de voz, gestos, cambios sutiles en el ambiente interpersonal. Un niño o adulto con autismo puede no notar estas señales, no porque no quiera, sino porque su cerebro no las interpreta con la misma facilidad.

2. Cognición social

La capacidad de comprender lo que esas señales significan. Mientras un niño neurotípico decodifica de inmediato una mirada de duda o de incomodidad, un niño autista puede necesitar más tiempo, más claridad o más literalidad.

3. Comunicación social

Va más allá del lenguaje. Incluye el tono emocional, la espontaneidad, la fluidez del intercambio, la capacidad de iniciar y mantener una conversación, la habilidad para compartir intereses y turnarse en la interacción.

4. Motivación social

No es falta de interés, sino interés canalizado de otra manera. La SRS-2 distingue entre quien evita la interacción por ansiedad, quien se cansa rápidamente de la sobrecarga social, y quien simplemente prefiere interacciones más profundas.

5. Conductas restrictivas e intereses repetitivos

Evalúa cómo los patrones repetitivos, la rigidez cognitiva y las intensidades sensoriales afectan la vida social. Este enfoque multidimensional convierte a la SRS-2 en una herramienta que no clasifica; **descompone, analiza, explica, revela**.

Es una de las pruebas más valiosas en el espectro autista porque la SRS-2 ilumina lo que suele ser invisible. Mientras que otras pruebas detectan lo evidente, la SRS-2 detecta lo profundo.

Es especialmente útil en:

- Mujeres autistas, cuyas señales pueden ser sutiles.
- Niñas, que suelen camuflar por presión social.
- Adolescentes, que imitan conductas neurotípicas pero se agotan.
- Adultos camuflados, que crecieron sin diagnóstico.
- Personas verbales, cuyo lenguaje fluido confunde a los evaluadores.

- Autismo nivel 1, que tradicionalmente pasaba desapercibido.
- Niños muy inteligentes, capaces de compensar socialmente.

La SRS-2 detecta fatiga social, rigidez interna, dificultad para leer la ironía, sensibilidad a la ambigüedad, sobrecarga sensorial en el aula, ansiedad social no típica, y patrones sociales alternativos que no implican "incapacidad social", sino **otra forma de comunicación**.

La SRS-2 se aplica a través de un cuestionario de 65 ítems respondido por padres, maestros o por la propia persona (en adolescentes y adultos). No mide "buena conducta"; mide **naturalidad social**.

Cada ítem describe comportamientos cotidianos, como: "Le cuesta darse cuenta cuando otros están aburridos". "No suele compartir logros espontáneamente". "Le resulta difícil entender bromas". "Suele alejarse cuando hay demasiada gente". "Prefiere conversaciones predecibles". "Evita miradas largas". "Hace comentarios inapropiados sin darse cuenta".

Cada respuesta construye un mapa social único. El puntaje total indica el nivel de impacto funcional en la vida diaria.

El autismo no es solo lo que se ve, sino lo que se siente. La SRS-2 detecta: La incomodidad interna en situaciones sociales, el esfuerzo mental que requiere socializar, el agotamiento que sigue a interacciones largas, la dificultad para interpretar estados emocionales ajenos, la necesidad de rutinas sociales claras, la rigidez cognitiva ante conversaciones imprevistas, la vulnerabilidad a la ansiedad social, la literalidad y la dificultad con dobles sentidos, y la tendencia a retraerse ante ambientes ambiguos.

Estas dimensiones rara vez son evidentes en el consultorio. Por eso la SRS-2 es clave.

El camuflaje social —la habilidad de imitar conductas neurotípicas para "encajar"— es común en muchas personas autistas. Pero tiene un costo emocional altísimo: ansiedad, agotamiento, *burnout*, depresión y confusión identitaria.

La SRS-2 es una de las pocas herramientas capaces de detectar: Incongruencia entre desempeño externo y esfuerzo interno, uso excesivo de estrategias de compensación, respuestas sociales "aprendidas" pero no espontáneas, interacciones mecánicas, fatiga social extrema e inestabilidad emocional después de eventos sociales. Esto cambia vidas. Muchos adultos descubren gracias a la SRS-2 que nunca fueron "tímidos" o "raros"; eran autistas camuflados.

Aunque poderosa, presenta limitaciones: Puede confundirse con ansiedad social, algunos puntajes altos pueden deberse a traumas tempranos, depende del observador y su conocimiento del niño, no detecta todos los perfiles sensoriales, y no es un diagnóstico por sí misma. Aun así, sigue siendo una de las herramientas psicométricas más valiosas del mundo clínico.

La SRS-2 es ideal cuando: Existen dudas sobre autismo leve, el niño es verbal pero socialmente rígido, la niña parece "tímida" pero camufla, se sospecha síndrome de Asperger no diagnosticado, hay diferencias sociales que no encajan con TDAH, se quiere medir impacto social real, se quiere evaluar progreso después del tratamiento, se evalúa a adultos que siempre estuvieron en el límite, se sospecha autismo en mujeres o se quiere un punto de inicio para una evaluación formal (ADOS-2/ADI-R).

La SRS-2 es más que una escala. Es una ventana a la vida social de la persona. Es un mapa de la reciprocidad emocional. Es un puente entre la clínica y el mundo real. Es la herramienta que revela lo invisible. Y es, sin duda, una de las piezas más importantes del diagnóstico del autismo moderno.

No clasifica personas, las comprende. No etiqueta, describe. No encierra, ilumina. La SRS-2 nos permite ver no lo que la persona hace en un consultorio, sino lo que vive en su día a día. Y esa diferencia transforma diagnósticos, tratamientos y vidas.

43.5 El Cuestionario de Comunicación Social (SCQ): la puerta de entrada a la historia del desarrollo autista

El SCQ (*Social Communication Questionnaire*), antes conocido como el *Autism Screening Questionnaire*, es uno de los instrumentos más importantes y elegantes del diagnóstico moderno del autismo porque no evalúa solo el presente sino el pasado.

Explora la huella que el autismo deja en el desarrollo temprano, una etapa donde el cerebro muestra sus diferencias con mayor claridad, incluso cuando más adelante la persona aprende a compensar, camuflar o adaptarse.

Si el ADOS-2 es la observación del "aquí y ahora", el SCQ es la linterna que ilumina el "desde siempre". Muchos diagnósticos de autismo se confunden cuando solo se evalúa el presente. Niños verbales, adultos exitosos, niñas tímidas o adolescentes que camuflan pueden aparentar habilidades sociales que, en realidad, fueron aprendidas con esfuerzo. El SCQ permite revelar lo que ocurrió antes de ese esfuerzo y antes de esa adaptación.

El SCQ contiene 40 preguntas simples, precisas y científicamente validadas, que exploran tres grandes áreas del desarrollo:

1. Lenguaje y comunicación temprana

¿Cómo comenzó el lenguaje? ¿Hubo palabras aisladas pero no frases? ¿Existió regresión del lenguaje? ¿Hubo ecolalia? ¿Se usaban gestos adecuados? ¿El lenguaje tenía función comunicativa o solo repetitiva?

El SCQ presta especial atención a los primeros signos de comunicación social: señalar, mostrar objetos, dejarse llevar de la mano, usar la mirada, responder al nombre y compartir emociones.

2. Interacción social durante la infancia

¿Buscaba a otros niños? ¿Prefería jugar solo? ¿Mostraba objetos para compartir? ¿Sonreía en respuesta a sonrisas? ¿Respondía al afecto físico? ¿Imitaba gestos? ¿Tenía dificultad para entender expresiones faciales? Estas preguntas no evalúan "simpatía", sino reciprocidad social espontánea, uno de los pilares del autismo.

3. Conductas repetitivas y patrones sensoriales

¿Había estereotipias motoras? ¿Fijación intensa en objetos? ¿Intereses restringidos? ¿Hipersensibilidad auditiva o táctil? ¿Rutinas rígidas? ¿Dificultad ante cambios inesperados? Estas preguntas revelan si desde la infancia existió esa necesidad de predictibilidad tan característica del espectro.

Porque capta lo que muchos adultos y niños ya no muestran gracias al camuflaje. Muchos niños autistas desarrollan estrategias para imitar la conducta neurotípica: Memorizar guiones conversacionales, copiar gestos, sonreír automáticamente, forzar el contacto visual, imitar el juego simbólico sin sentirlo, ocultar malestar sensorial y ensayar respuestas antes de hablar.

El SCQ, al explorar la infancia, evita que estas estrategias oculten el perfil real. Es especialmente útil para niñas autistas, que suelen camuflar desde muy pequeñas, adolescentes con autismo leve, adultos sin diagnóstico previo, niños verbales con supuestas "dificultades sociales", adultos con ansiedad mal diagnosticada, personas que siempre fueron etiquetadas como "tímidas", casos donde el TDAH confunde el diagnóstico, niños que hablan bien pero no comprenden la pragmática social. El SCQ revela el origen del comportamiento, no la máscara actual.

El SCQ debe usarse cuando hay dudas entre autismo y trastorno del lenguaje, existen diferencias sociales que no son explicadas por ansiedad, se evalúa a un niño mayor de 4 años, se sospecha autismo nivel 1, se evalúa a un adulto sin historia clara, los padres dicen "siempre fue diferente", se sospecha camuflaje, el ADOS-2 muestra baja severidad pero hay historia compatible, o se necesita una visión de desarrollo antes de los 3 años. El SCQ es, en muchos casos, el primer hilo que permite reconstruir el rompecabezas clínico.

El SCQ no requiere ver al niño en persona. No requiere materiales específicos. No requiere módulos. No requiere interacción directa. Evalúa la evolución de las primeras palabras, los gestos, las relaciones, las sensibilidades, los patrones de juego, las reacciones emocionales, los intereses y las rutinas.

Es decir, evalúa el neurodesarrollo completo, no solo un momento puntual. Por esto el SCQ no se deforma por ansiedad del niño, no se altera por cansancio o estrés, no depende de la cooperación inmediata, no depende de la habilidad verbal actual. Es una prueba justa, equitativa y precisa.

Ejemplos clínicos que el SCQ ayuda a aclarar:

Caso 1: El niño verbal que "no parece autista"

Habla bien, participa en clase, responde preguntas académicas. El ADOS sale bajo.

Pero el SCQ revela que no señalaba, no compartía juguetes, no imitaba, no respondía al nombre, hacía rutinas rígidas. Este niño sí está en el espectro, pero compensa con el lenguaje.

Caso 2: La niña que camufla desde los 5 años

Tiene amigas, sonríe, mantiene contacto visual.

El SCQ revela juego solitario, lectura literal de emociones, preferencia por objetos sobre personas, sensibilidad extrema a ruidos, frases repetitivas en la infancia. Esta niña es autista, pero aprendió a imitar desde muy pequeña.

Caso 3: El adulto que nunca encajó

Profesional exitoso, tímido, obsesivo, perfeccionista.

El SCQ aplicado retrospectivamente muestra poca reciprocidad social en la primera infancia, poca flexibilidad, fijación intensa en intereses, lenguaje literal, poca imaginación social. El diagnóstico tardío transforma su vida.

Como toda herramienta no sustituye el ADOS ni el ADI, no diferencia autismo de trauma temprano sin un buen clínico, se basa en la memoria de los padres (puede ser imprecisa), puede subestimar autismo en niñas camufladas, no explora el estado emocional actual. Aun así, es uno de los mejores instrumentos para reconstruir la historia temprana.

El SCQ es mucho más que un cuestionario. Es un viaje al pasado. Es la puerta hacia las primeras señales del cerebro autista. Es un instrumento que le recuerda al mundo que el autismo nace con la persona, y que sus huellas son visibles desde la infancia.

El SCQ rescata la historia que el presente intenta ocultar. Y gracias a él, muchos diagnósticos tardíos se vuelven posibles. Es una herramienta que da coherencia, comprensión y claridad a quienes siempre fueron distintos sin saber por qué.

CAPÍTULO 44
ADOS-2: el estándar de oro en la observación del autismo

El ADOS-2 no pregunta: observa, creando un espacio donde el comportamiento emerge y revela, con precisión clínica, la forma en que la persona se comunica, se vincula y percibe al otro.

44.1 Introducción

El ADOS-2 (*Autism Diagnostic Observation Schedule*, segunda edición) es considerado la herramienta más importante, influyente y respetada en el diagnóstico de autismo en todo el mundo. No es un cuestionario, no es una entrevista, no es un examen escrito: es una observación estructurada del comportamiento social, comunicativo y emocional de una persona.

Constituye una coreografía clínicamente diseñada para revelar cómo funciona el cerebro ante la interacción humana. Observa la espontaneidad, la reciprocidad, la comunicación no verbal, la imaginación, la flexibilidad y la forma en que una persona responde a un contexto social cuidadosamente creado.

No evalúa inteligencia, ni educación, ni crianza, ni obediencia. Observa el neurodesarrollo social. Y lo hace con un nivel de precisión que ningún otro instrumento ha alcanzado. Evalúa cómo la persona se desenvuelve en un contexto social controlado, pero natural, con un evaluador que guía la interacción.

El ADOS-2 examina: el contacto visual espontáneo, los gestos y la comunicación no verbal, el uso funcional del lenguaje, la calidad emocional de la interacción, la reciprocidad social, el interés compartido, el lenguaje pragmático (cómo se usa socialmente), el juego simbólico, la imaginación, la rigidez y la resistencia al cambio, los intereses restringidos, las conductas repetitivas, las reacciones sensoriales y el uso del cuerpo en la comunicación.

El ADOS-2 revela lo que ocurre cuando la persona está invitada a entrar en un baile social. Para muchos autistas, ese baile tiene un ritmo diferente. Este recurso ayuda a distinguir ese ritmo.

44.2 Los módulos del ADOS-2: una herramienta adaptada a cada persona

A diferencia de muchas pruebas, el ADOS-2 no mide lo mismo en todos. Se ajusta al nivel de lenguaje y a la edad.

Los módulos son:

Módulo 1: Para niños sin lenguaje o con lenguaje muy limitado. Se evalúa mirada, juegos simples, comunicación no verbal, imitación, gestos y respuesta social.

Módulo 2: Para niños con lenguaje emergente.

Se evalúa uso funcional del lenguaje, intención comunicativa, imaginación emergente y reciprocidad.

Módulo 3: Para niños con lenguaje fluido.

Se evalúan conversaciones, comprensión social, emociones, narración y flexibilidad.

Módulo 4: Para adolescentes y adultos verbales.

Se evalúan conversaciones complejas, *insight* social, doble sentido, interpretación emocional, intereses restringidos, rigidez y comunicación no verbal.

El módulo correcto es fundamental. Un error en la elección puede distorsionar la evaluación. Porque evalúa el autismo desde lo que el autismo realmente es: una condición del desarrollo social y comunicativo.

El ADOS-2 traduce la neurociencia en conducta observable. No se guía por intuiciones ni percepciones subjetivas. Sigue procedimientos estandarizados validados en cientos de estudios.

Entre sus fortalezas están: es sensible a presentaciones leves, detecta el autismo incluso cuando el lenguaje es muy fluido, permite observar la calidad del contacto visual, no solo su presencia, identifica los gestos reducidos, mecánicos o ausentes, evalúa la reciprocidad emocional real, no la cortesía, revela la falta de imaginación social, diferencia entre conversación académica y conversación social, expone la rigidez cognitiva y muestra cómo reacciona la persona ante lo inesperado. En síntesis, revela la arquitectura social interna. Es un microscopio del comportamiento humano.

El ADOS-2 no es un examen de inteligencia. No es un examen de obediencia. No es un examen de lenguaje académico. No evalúa crianza. No evalúa "buena educación". No evalúa disciplina. No evalúa moralidad. Un niño que "se porta bien" puede estar en el espectro.

Un adulto que conversa fluidamente puede estar en el espectro. El ADOS-2 busca lo que hay debajo de esas capas. Tampoco debe usarse como única herramienta diagnóstica. Es parte de un todo:

SCQ → historia temprana.

SRS-2 → vida social diaria.

ADI-R → desarrollo inicial.

ADOS-2 → comportamiento actual.

AQ/RAADS-R → experiencia interna en adultos.

Cada pieza es esencial.

44.3 Lo que revela el ADOS-2 en niños pequeños

En sus módulos iniciales puede detectar: Ausencia de señalamiento, poca atención conjunta, mirada reducida, juego repetitivo en lugar de simbólico, poca imitación, falta de intención comunicativa, interpretación literal del entorno, hipersensibilidad a sonidos y dificultad para compartir emociones.

Pone el foco en pequeños detalles, por ejemplo: ¿cómo toma un juguete?, ¿cómo mira al evaluador?, ¿cómo muestra un objeto?, ¿cómo responde a su nombre?, ¿cómo se une a una actividad conjunta?

Aquí el lenguaje no basta. Muchos niños verbales no muestran dificultad lingüística, pero sí dificultades pragmáticas tales como:

Lenguaje demasiado formal, comentarios fuera de contexto, poca flexibilidad en la conversación, monólogos sobre intereses propios, dificultad para preguntar sobre el otro, respuestas literales y ritmo conversacional atípico. El ADOS-2 muestra cómo el niño usa el lenguaje para relacionarse, no solo para hablar.

El módulo 4 es uno de los instrumentos clínicos más fascinantes jamás creados. El ADOS-2 en adolescentes y adultos permite detectar: Dificultad para interpretar ironía, rigidez en el pensamiento, respuestas sociales demasiado ensayadas, falta de reciprocidad emocional, uso literal del lenguaje, posturas corporales tensas, mirada irregular, comentarios que no encajan socialmente, intereses restringidos que dominan la conversación, falta de *insight* social y poca comprensión de dinámicas grupales.

Esta herramienta es capaz de detectar autismo, incluso en profesionales, académicos, artistas, médicos, ingenieros y personas altamente funcionales.

Como toda herramienta, requiere contexto y tiene límites. Puede producir falsos negativos en: niños muy camuflados, adultos con alta inteligencia emocional, niñas y mujeres con estrategias de compensación, personas ansiosas que "sobreactúan", comportamientos sociales autistas con mucha práctica imitativa.

En cambio, puede producir falsos positivos en: personas con trauma temprano, trastornos del apego, trastornos del lenguaje pragmático no autista, ansiedad social severa. Por eso un ADOS-2 jamás debe ser el único criterio. Debe integrarse a una evaluación completa.

Este recurso es la fotografía clínica más precisa del comportamiento social autista. Pero no es un destino: es una herramienta. No define la identidad de nadie. No captura el mundo interno. No mide talentos, pasiones ni profundidad emocional. Pero sí revela patrones que ayudan a comprender, acompañar y apoyar. Es uno de los pilares del diagnóstico moderno.

La clave está en usarlo con sensibilidad, humanidad y experiencia. El autismo no es lo que una persona hace en una sesión. Es la forma en que su cerebro vive el mundo. Y el ADOS-2 es una ventana hacia esa forma de vivir.

CAPÍTULO 45
ADI-R: la entrevista que reconstruye la historia del desarrollo autista

El ADI-R no observa el presente: escucha el pasado, reconstruyendo las primeras huellas del autismo en la historia del desarrollo.

45.1 Introducción

El ADI-R (*Autism Diagnostic Interview-Revised*) es, sin dudas, la herramienta más profunda, exhaustiva y reveladora del diagnóstico del autismo. Si el ADOS-2 es la fotografía del presente, el ADI-R es la **película completa del desarrollo**, desde el primer mes de vida hasta la actualidad. Es la entrevista que permite reconstruir lo que las memorias dispersas, los videos caseros, las primeras palabras, los juegos olvidados y los pequeños detalles de la infancia han dejado atrás.

El ADI-R fue diseñado con un propósito fundamental: **descubrir el origen del estilo neurocognitivo autista**, antes de que el lenguaje, la compensación social, el camuflaje o las expectativas familiares pudieran distorsionar el cuadro clínico. Es, en esencia, la biografía del neurodesarrollo.

Evalúa tres grandes áreas que conforman la esencia clínica del autismo:

1. Interacción social recíproca

Cómo el niño mostraba afecto, preferencia social, contacto visual, sonrisa social, interés por otros. No se trata solo de "ser sociable": se trata de cómo el cerebro procesó el vínculo desde el inicio.

2. Comunicación y lenguaje

Aparición de palabras, uso de gestos, función comunicativa del lenguaje, patrones repetitivos, ecolalia, inversión pronominal, entonación atípica y comprensión literal.

3. Conductas repetitivas y patrones restringidos

Rutinas, intereses intensos, resistencia al cambio, estereotipias motoras, reacciones sensoriales, formas específicas de explorar objetos o espacios.

Además incluye: historia prenatal y perinatal, primeros indicadores de alerta, regresión del desarrollo, dificultades en alimentación y sueño, respuestas emocionales, vínculos familiares, adaptación escolar y fluctuaciones del comportamiento según el contexto. El ADI-R no mide una conducta: narra una vida.

45.2 El proceso de entrevista: una arqueología del neurodesarrollo

El ADI-R es una entrevista extensa, que dura entre 1,5 y 3 horas. Pero no es una interrogación. Es un proceso de arqueología emocional y clínica donde el entrevistador ayuda a los padres a recordar cómo era su hijo cuando el cerebro apenas comenzaba a mostrarse. Para muchos padres es una experiencia profundamente emocional.

Regresar a esos primeros meses, recordar dudas, alegrías, miedos, sensaciones de intuición... El ADI-R se convierte muchas veces en un proceso catártico. El clínico necesita sensibilidad, experiencia y paciencia. No se trata de llenar una lista: se trata de comprender la lógica interna del desarrollo.

¿Qué aspectos del desarrollo ilumina el ADI-R?

1. Las primeras miradas

¿Miraba al rostro? ¿Seguía la mirada de otros? ¿Sonreía socialmente? ¿Respondía a expresiones emocionales?

Estas primeras señales muchas veces predicen cómo evolucionará la reciprocidad social a lo largo de la vida.

2. El lenguaje más allá de las palabras

El ADI-R analiza funciones comunicativas: ¿Usaba el lenguaje para pedir? ¿Para mostrar? ¿Para compartir? ¿Para iniciar contacto social? ¿Para regular emociones?

A veces el lenguaje aparece temprano, pero sin función social. Y eso es altamente sugerente.

3. La necesidad de predictibilidad

Rutinas intensas, reacción desproporcionada ante cambios, rituales de orden, formas específicas de jugar. Estas conductas son claves para entender el modo autista de regular el entorno.

4. La exploración sensorial temprana

Muchos adultos recuerdan: "Desde bebé no toleraba la ropa", "se asustaba con ruidos pequeños", "le encantaba mirar objetos que giraban". Estas huellas sensoriales ayudan a construir el perfil completo.

5. La comprensión emocional inicial

¿Buscaba consuelo? ¿Respondía a tristeza? ¿Compartía alegría?

El ADI-R no evalúa "empatía", sino la forma en que el cerebro interpreta emociones ajenas desde el inicio.

45.3 El ADI-R como herramienta para casos complejos

El ADI-R es indispensable cuando: Un niño es altamente verbal y "parece neurotípico", una niña camufla desde los 3 años, un adolescente ha aprendido normas sociales, un adulto es exitoso pero siempre tuvo diferencias, existen dudas entre autismo y trauma, hay antecedentes de regresión, existe una historia de desarrollo "atípico pero funcional", o el ADOS-2 muestra baja severidad pero la historia sugiere espectro.

El ADI-R revela patrones que ningún otro test puede reconstruir. Es el instrumento que más ayuda a diferenciar autismo leve de socialización atípica no autista.

En adultos el ADI-R es especialmente poderoso. Muchos adultos llegan con frases como: "nunca entendí a otros niños", "siempre fui diferente, pero no sabía por qué", "puedo hablar, pero no sé socializar", "me cansé de camuflar", "siempre pensé que era un problema mío".

Aplicar el ADI-R implica entrevistar a padres o familiares, revisar videos antiguos, examinar cuadernos escolares, boletines, fotos, relatos. Es un proceso de reconstrucción identidad.

Gracias al ADI-R, miles de adultos finalmente entienden por qué se sienten diferentes, por qué se agotaban socializando, por qué no entendían dinámicas sociales, por qué reaccionaban intensamente a ruidos o texturas o por qué siempre buscaron rutinas. Es un instrumento que devuelve historia, coherencia y sentido.

A pesar de sus ventajas y fortalezas, depende de la memoria de los padres, puede ser doloroso recordar ciertas etapas, se puede perder o carecer de información en el caso de las adopciones, no evalúa el desempeño actual, puede pasar por alto el autismo camuflado si los padres no notaron señales y es una herramienta extensa que requiere experiencia clínica. Aun así, ninguna otra herramienta ofrece un mapa tan completo del desarrollo autista.

En síntesis, el ADI-R es la herramienta que narra quién fue el niño antes de quien es hoy. Revela la lógica interna del autismo desde sus raíces. Es la brújula que orienta el diagnóstico en casos complejos. Es el capítulo inicial de la historia neurobiológica de una persona. El autismo no empieza cuando se diagnostica. Empieza con la vida. El ADI-R nos permite leer ese comienzo.

CAPÍTULO 46
AQ (*AUTISM-SPECTRUM QUOTIENT*): la puerta de entrada al autismo adulto

El AQ no diagnostica, pero revela; es una puerta de entrada que permite a muchos adultos poner en palabras una forma de ser que siempre estuvo presente, aunque nunca comprendida.

46.1 Introducción

El AQ (*Autism-Spectrum Quotient*), desarrollado por Simon Baron-Cohen y su equipo en Cambridge, es quizá uno de los instrumentos más importantes en la historia del diagnóstico adulto del autismo. Por primera vez, millones de personas en el mundo tuvieron acceso a una herramienta que les permitió preguntarse: ¿y si mi forma de sentir, pensar y estar en el mundo no fuera un defecto, sino un estilo neurocognitivo?

El AQ no diagnostica autismo, pero revela patrones que durante décadas fueron confundidos con timidez, excentricidad, introversión, ansiedad social, torpeza emocional o "rasgos raros". Para miles de adultos, el AQ fue la primera llave. La primera vez que algo tuvo sentido. La primera pista de que nunca hubo nada "mal" con ellos, sino algo diferente.

46.2 ¿Qué evalúa realmente el AQ?

El AQ evalúa 50 ítems distribuidos en cinco dominios:

1. Habilidades sociales

- Dificultad para leer señales sociales.
- Tendencia a evitar multitudes.
- Incomodidad en conversaciones grupales.
- Falta de intuición social.
- Sensación de "no saber qué hacer con la cara".

2. Comunicación
- Dificultad para iniciar conversaciones.
- Problemas con la comunicación no verbal.
- Lenguaje literal.
- Dificultad con el empleo de la ironía o el doble sentido.

3. Imaginación
- Preferencia por ideas concretas.
- Dificultad para imaginar escenarios sociales.
- Rigidez en el pensamiento.
- Problemas para "ponerse en el lugar del otro" en contextos ambiguos.

4. Atención al detalle
- Capacidad extraordinaria para notar patrones.
- Percepción de pequeños detalles ignorados por otros.
- Pensamiento analítico profundo.

5. Flexibilidad cognitiva
- Rigidez ante cambios.
- Preferencia por rutinas.
- Intereses intensos que ocupan gran parte del pensamiento.

El AQ no busca diagnosticar. Busca **reconocer patrones**. Es especialmente útil para quienes crecieron sin diagnóstico, en particular: mujeres autistas que aprendieron a camuflar, imitar y adaptarse por presión social, adultos altamente funcionales que desarrollaron habilidades compensatorias, pero siempre sintieron que el mundo social era confuso, profesionales exitosos como, por ejemplo, ingenieros, programadores, médicos, artistas, músicos, científicos, escritores, personas con alto coeficiente de inteligencia.

Personas que siempre sintieron "ser diferentes". Nunca encajaron del todo. Nunca entendieron la espontaneidad social. Siempre sintieron que "les faltaba un manual". Adultos confundidos entre ansiedad social, Trastorno Obsesivo Compulsivo (TOC), Trastorno por Déficit de Atención e Hiperactividad (TDAH), introversión extrema, rasgos obsesivos. Muchos de ellos no son personas con un trastorno de personalidad o un problema emocional, sino personas autistas no diagnosticadas.

Es un instrumento de autoinforme, lo que significa que la persona responde sobre su propia experiencia. Ejemplos de ítems: "me cuesta entender lo que la otra persona quiere decir realmente", "me incomodan las conversaciones imprevistas", "disfruto profundamente mis intereses, incluso si otros no los entienden", "me resulta difícil adaptarme a cambios inesperados" y "prefiero actividades estructuradas sobre actividades espontáneas".

El puntaje no determina si una persona es autista. Refleja la cantidad de rasgos alineados con el espectro. Puntajes altos sugieren:

- Necesidad de una evaluación formal.
- Posible autismo camuflado.
- Autismo leve o mal diagnosticado en la infancia.
- Perfil neurocognitivo autista en adultos funcionales.

Antes del AQ, el autismo adulto era casi invisible. La gente asumía: "Si hablaste a tiempo, no eres autista", "si sacas buenas notas, no eres autista", "si tienes amigos, no eres autista", "si trabajas, no eres autista".

El AQ ayudó a romper esos mitos. Permitió que millones de adultos dijeran: "Esto soy yo", "esto explica mi vida", "esto explica mi agotamiento", "esto explica mi ansiedad".

Y dio paso a una evaluación formal con ADOS-2 módulo 4, RAADS-R y ADI-R retrospectivo.

El AQ es poderoso, pero tiene límites porque: depende de la introspección, puede ser influido por depresión o ansiedad, no distingue entre autismo y TDAH en algunos casos, no evalúa comportamiento observable, no mide reciprocidad social directamente, no evalúa inflexibilidad conductual real y no sustituye ninguna otra herramienta formal. Aun así, como **iniciador de sospecha**, es insuperable.

46.3 Ejemplos clínicos en los que el AQ es decisivo

Caso 1: Mujer adulta con ansiedad crónica

Siempre se sintió "torpe" socialmente. El AQ muestra un patrón elevado en imaginación, comunicación y flexibilidad. El ADOS-2 confirma autismo nivel 1.

Caso 2: Ingeniero de 35 años

Excelente en lógica, pero pésimo en dinámicas grupales. Intereses intensos. Lenguaje literal. El AQ abre la puerta a diagnóstico: autismo tardío.

Caso 3: Artista hipercreativo

Camuflaje extremo. El AQ evidencia rigidez cognitiva e hiperfocalización. El RAADS-R confirma señales internas autistas.

El AQ no es solo un test: es un espejo. Una herramienta que permite que un adulto vea su historia con claridad. Una invitación a comprender su neurodivergencia. Un punto de partida para quienes vivieron años sin respuestas.

El AQ es el primer paso hacia un diagnóstico que no encierra, sino que libera. Da lenguaje, identidad y paz. Abre la posibilidad de vivir sin culpa, sin confusión y sin máscaras.

CAPÍTULO 47
RAADS-R: la herramienta que revela el autismo invisible

El RAADS-R da voz a una experiencia interna que durante años no fue comprendida, revelando patrones que no siempre son visibles desde el exterior.

47.1 Introducción

El RAADS-R es, probablemente, el instrumento más transformador del diagnóstico adulto del autismo. Fue creado específicamente para quienes **nunca fueron diagnosticados**, no porque su autismo fuera leve, sino porque el sistema nunca estuvo preparado para reconocer su forma de ser: niñez "tranquila" o "madura para su edad", excelente rendimiento académico, lenguaje avanzado, sensibilidad extrema, soledad preferida y funcional, intereses intensos y autodidactas, rigidez interna disfrazada de perfeccionismo, ansiedad social no típica y hábitos peculiares nunca interpretados clínicamente.

El RAADS-R nació para ellos: **adultos que vivieron décadas sin entender por qué el mundo social siempre fue tan confuso, desgastante o inaccesible**. Este instrumento no observa comportamientos externos: **explora el mundo interno**. Es la radiografía emocional, sensorial, cognitiva y social de la experiencia autista desde adentro.

47.2 ¿Qué evalúa el RAADS-R?

El RAADS-R contiene 80 ítems distribuidos en cuatro áreas esenciales del espectro autista:

1. Lenguaje y comunicación

- Dificultad para interpretar tonos, dobles sentidos, bromas.
- Uso literal del lenguaje.

- Necesidad de precisión verbal.
- Incomodidad en conversaciones espontáneas.
- Problemas para iniciar o mantener el ritmo conversacional. Habla demasiado formal o demasiado directo.

2. Interacción social

- Sensación de ser "un observador" más que un participante.
- Dificultad para entender señales implícitas.
- Preferencia por rutinas sociales predecibles.
- Falta de intuición social.
- Deseo de estar solo sin que signifique rechazo.
- Agotamiento extremo después de socializar.

3. Sensibilidad sensorial y aspectos perceptivos

- Hipersensibilidad a sonidos, luces, olores, texturas.
- Reacciones intensas ante ruidos inesperados.
- Sensación de vivir "sobreestimulado".
- Búsqueda de estímulos sensoriales repetitivos para calmarse.
- Preferencia por ambientes previsibles y silenciosos.

4. Conductas y hábitos

- Rigidez mental.
- Necesidad de rutinas.
- Intereses absorbentes e intensos.
- Tareas repetitivas como forma de regular ansiedad.
- Capacidad extraordinaria para hiperfocalizar.
- Tendencia a coleccionar, clasificar, ordenar.

Este instrumento evalúa algo esencial: lo que la persona siente, no solo lo que hace. Muchos adultos autistas nunca mostraron "problemas de conducta". No fueron disruptivos. No tuvieron retraso en el lenguaje. Aprendieron a imitar a los demás.

Fueron considerados "raros pero inteligentes", "callados", "exigentes", "muy sensibles", "introvertidos", "obsesivos" o "perfeccionistas". Ninguno de esos términos explica su neurocognición. El RAADS-R sí porque detecta lo que los demás no ven: El costo emocional del camuflaje, la ansiedad acumulada por años de confusión social, la hipersensibilidad sensorial silenciosa, la soledad vivida como refugio, no como fracaso, el agotamiento crónico por intentar "ser normal", la intensidad de intereses que dan identidad y estabilidad y la dificultad para comprender el caos social. Miles de diagnósticos adultos a nivel mundial comenzaron con un RAADS-R elevado que finalmente dio coherencia a toda una vida.

El camuflaje social es una estrategia inconsciente o aprendida para imitar conductas neurotípicas. No es mentira: es supervivencia. Muchas personas sonríen aunque no entienden, responden socialmente de forma mecánica, memorizaron frases para iniciar conversaciones, observaron durante años cómo actuaban los demás, ocultaron hipersensibilidad sensorial, se esfuerzaron en parecer "fáciles", "normales" o usaron máscaras sociales agotadoras.

El RAADS-R fue diseñado precisamente para desenmascarar esto. Frases como: "Siempre he sentido que sigo reglas sociales sin comprenderlas realmente", "socializar me cansa, incluso si disfruto la compañía", "tengo que ensayar lo que voy a decir antes de hablar" revelan la experiencia interna, no la actuación social externa.

47.3 Ejemplos clínicos donde el RAADS-R es decisivo

Caso 1: Mujer profesional de 42 años

Siempre considerada "perfeccionista".

El RAADS-R revela rigidez, literalidad, agotamiento social, hipersensibilidad y dificultad ante los cambios. Es una autista camuflada.

Caso 2: Hombre ingeniero con vida estable

Socialmente correcto, pero emocionalmente agotado.

El RAADS-R evidencia hiperfocalización, rigidez profunda, dificultad para interpretar señales sociales. Confirma rasgos nucleares del espectro.

Caso 3: Artista con creatividad extraordinaria

Conductas sensoriales intensas. Hiperempatía emocional pero dificultad para la empatía social inferencial.

El RAADS-R encaja perfecto con autismo de alto funcionamiento.

Caso 4: Adulto diagnosticado erróneamente con TLP o ansiedad severa

El RAADS-R revela patrones autistas que habían sido malinterpretados como inestabilidad emocional, cuando eran sobrecarga sensorial y social no reconocida.

Un puntaje elevado sugiere que la persona presenta un perfil altamente consistente con autismo en la adultez. No es diagnóstico por sí solo, pero es el mejor indicador de sospecha en perfiles complejos.

Cuando el RAADS-R es alto, el siguiente paso suele ser: ADOS-2 Módulo 4, ADI-R retrospectiva, entrevista clínica profundas, evaluación sensorial e historia del desarrollo. El RAADS-R es la puerta que abre todo el proceso.

Depende de la capacidad introspectiva del adulto. Puede verse afectado por depresión o *burnout*. Puede subestimar autismo en adultos desconectados emocionalmente. No reemplaza la observación clínica ni la historia temprana. No evalúa la conducta observable sino la experiencia interna. Aun así, no existe prueba más sensible para detectar autismo camuflado y autismo tardío.

El RAADS-R es más que un cuestionario: es una revelación. Es una herramienta que rescata a quienes vivieron años perdidos en diagnósticos equivocados. Es un espejo donde miles de adultos se han visto por primera vez sin culpa, sin vergüenza y sin confusión.

Esta herramienta no etiqueta, da identidad. No limita, libera. No encierra, explica. Es, para muchos, la primera vez que su vida tiene coherencia emocional, sensorial y social.

Para quienes crecieron en silencio, el RAADS-R es la voz que siempre faltó (figura 45).

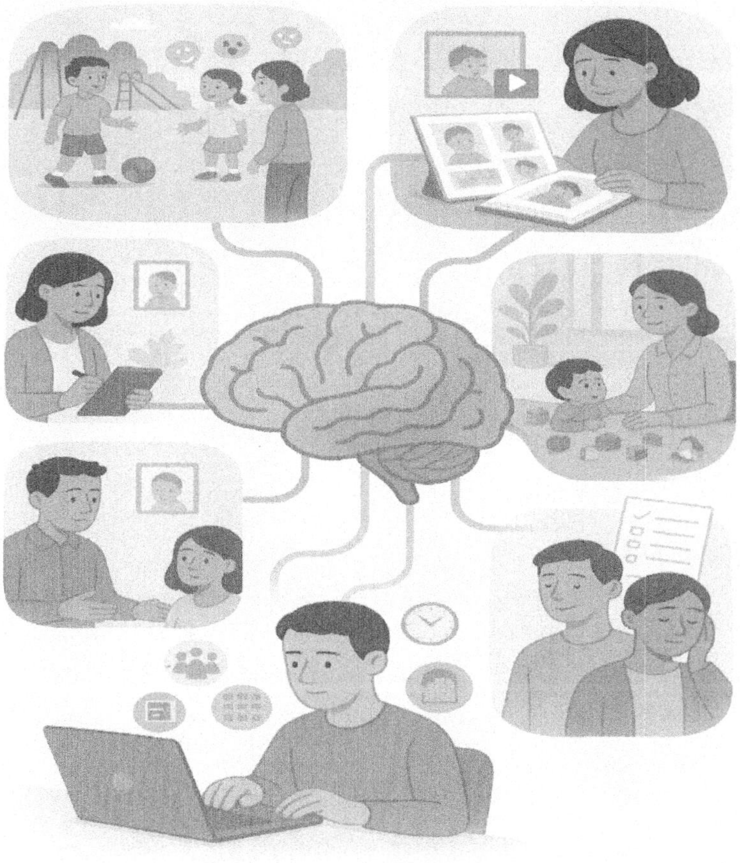

Figura 45. Mapa visual del proceso diagnóstico del autismo: una integración entre la vida social diaria, la historia del desarrollo, la observación clínica y la experiencia interna de la persona.

PARTE XII. EL CEREBRO AUTISTA COMO CEREBRO DEL FUTURO

CAPÍTULO 48
El cerebro autista como prototipo del futuro humano

Lo que hoy llamamos autismo podría ser, en parte, una forma anticipada de mente humana, preparada para percibir, analizar y habitar realidades que apenas estamos comenzando a comprender.

48.1 Introducción

Durante mucho tiempo el autismo fue visto como un enigma, una diferencia, una condición médica, un desafío educativo o un desorden del neurodesarrollo. Pero a medida que la ciencia avanza, y la humanidad entra en una época de hiperestimulación digital, complejidad social, inteligencia artificial y sobrecarga cognitiva, surge una pregunta fundamental: **¿Y si el cerebro autista no fuera una desviación del desarrollo humano, sino una expresión adelantada de nuestra evolución?**

En este capítulo exploramos una hipótesis audaz, respaldada por neurociencia, genética, antropología cognitiva y filosofía clínica: **el cerebro autista encarna características que serán cada vez más necesarias para sobrevivir en el futuro**.

No es romantizar la condición. No es negar el sufrimiento real. Es reconocer que la evolución no elige comodidad: elige función. Y muchas funciones cognitivas del autismo parecen resonar con las demandas emergentes del siglo XXI.

48.2 Neuroevolución: ¿qué significa "avanzado"?

La evolución humana no es lineal. No va de "menos" a "más", ni de "simple" a "complejo". La evolución genera **diversidad**, y luego la selección establece qué variantes prosperan según el entorno.

Otros tipos humanos —neandertales, denisovanos, *Homo floresiensis*— tenían habilidades extraordinarias. Ninguno era inferior;

eran diferentes. El *Homo sapiens* no prosperó por ser "mejor", sino por tener cerebros **más adaptables**, más sociales y más sensibles a patrones.

Y aquí surge un punto clave: el autismo no representa un "fallo" del desarrollo. Representa **una configuración distinta del cerebro humano**, probablemente presente desde los orígenes de la humanidad.

La genética lo confirma: más de 800 variantes están asociadas al espectro. La mayoría no son mutaciones patológicas, sino **variantes evolutivas estables**. Persisten porque confieren beneficios en ciertas condiciones.

Tres características del cerebro autista que se alinean con el futuro:

1. Procesamiento profundo

El cerebro autista analiza patrones con una profundidad extraordinaria. Detecta detalles invisibles para otros. Piensa en capas. Comprende estructuras internas donde otros ven caos superficial.

En la era de la inteligencia artificial, los humanos que prosperarán serán quienes piensen estructuralmente, procesen datos complejos, detecten patrones sutiles y analicen sistemas profundos. Es decir: **habilidades habituales en el autismo**.

Muchos autistas piensan como algoritmos naturales: observan, clasifican, comprenden desde la estructura, no desde la intuición social. Esto, en términos evolutivos modernos, es una ventaja monumental.

2. Hiperfocalización e intereses intensos

El futuro no premia generalistas dispersos, sino especialistas capaces de profundizar hasta niveles inimaginables. El autismo posee esa fortaleza: Capacidad de concentración extrema, resistencia a la distracción social, pasión profunda por áreas específicas y pensamiento monofocal que genera innovación.

No es casualidad que muchas figuras históricas con logros extraordinarios presentaran rasgos autistas. Por ejemplo, matemáticos, inventores, músicos, científicas, artistas, ingenieros y filósofos. La obsesión creativa ha sido motor de la evolución cultural humana. Y el estilo cognitivo autista facilita exactamente eso.

3. Honestidad emocional y literalidad ética

El futuro exige transparencia en un mundo lleno de manipulación, filtros, máscaras, doble discurso y ruido social. Las personas autistas no mienten bien, no manipulan, no entienden juegos sociales ocultos, no toleran injusticias, no se adaptan a sistemas corruptos y son directas, claras y honestas.

Esas características, que a veces generan conflicto en entornos sociales rígidos, serán fundamentales en un futuro donde la inteligencia artificial podrá detectar mentiras, sesgos y manipulaciones con facilidad. La literalidad ética será un superpoder.

48.4 Autismo y *Homo transcendens*

El autismo no puede entenderse únicamente desde el manual ni desde la mirada tradicional del déficit. Cada niño, adulto y familia que he acompañado me ha confirmado algo que la neurociencia también empieza a revelar: **el cerebro autista no es un error de la naturaleza, sino una variación neurobiológica legítima, profunda y sorprendentemente coherente**. El autismo —lejos de ser una mera etiqueta diagnóstica— forma parte del mapa mayor de la mente humana.

El cerebro autista tiende a procesar la realidad con menos ruido social, detectar patrones que otros pasamos por alto, mantener un foco profundo y sostenido, reaccionar menos a la presión del juicio externo, experimentar el mundo sensorial de forma intensa y honesta, usar el lenguaje con precisión literal y pensar en estructuras, mapas y categorías, no en suposiciones.

Ninguna de estas características es un defecto en sí misma. Son un **modo alternativo de organización cerebral**. Lo que provoca sufrimiento no es la neurobiología autista, sino un entorno diseñado para cerebros que funcionan de otra manera.

Vivimos en un planeta acelerado, dopaminérgico, cambiante, saturado de estímulos artificiales. Un mundo que exige multitarea constante, interacción superficial y velocidad emocional. Ese mundo es especialmente hostil para quien necesita previsibilidad, estructura y silencio.

Por eso, en el consultorio, veo ansiedad, *burnout*, retraimiento o agotamiento sensorial. Pero la causa no es una "debilidad": **es un desajuste entre el diseño de un cerebro honesto y la histeria de la sociedad moderna**.

En el libro *El último Homo sapiens* propongo que estamos saliendo del *Homo fragmentalis* —sobrestimulado, adicto al ruido, emocionalmente disperso— y entrando en un nuevo tipo de humano: el *Homo transcendens*, caracterizado por mayor coherencia emocional, menor dependencia del juicio social, capacidad de hiperconcentración, regulación fisiológica profundas, empatía diferente, más silenciosa y menos teatral, preferencia por la verdad antes que la apariencia, pensamiento menos reactivo y más estructurada, y sensibilidad intensa al detalle y al entorno interno.

Mientras escribía ese libro, algo se volvió evidente: **muchos rasgos que describo como parte de la evolución futura de la mente humana ya están presentes en el espectro autista**.

No todos —porque el autismo no es una ruta lineal hacia la trascendencia— pero sí varios patrones fundamentales. Esto no significa romantizar la condición sino entender que **los cerebros autistas contienen variaciones que la evolución humana podría aprovechar** para adaptarse al mundo hipertecnológico que estamos construyendo.

¿Y si el autismo fuera, en parte, un anticipo evolutivo?

La idea no es nueva en neurociencia, pero desde la evolución cobra un significado mayor. El *Homo transcendens*, tal y como lo describo en mi libro, necesita menor reactividad emocional, mayor pensamiento sistemático, una relación distinta con la dopamina (menos impulsiva, más orientada a propósito), foco profundo, resistencia a la presión social, sensibilidad sensorial fina, introspección sostenida, independencia del ruido externo y preferencia por la verdad antes que la narrativa social.

Cuando comparo esto con los pacientes autistas que he acompañado durante años, la conexión es evidente. No porque el autismo "sea" el futuro, sino porque **algunos elementos de ese futuro ya habitan en los cerebros de pacientes autistas**.

El autismo no es un desorden que deba borrarse. Es un modo neurológico que debe ser entendido, respetado y acompañado. Un modo que, en ciertas dimensiones, revela cómo podría evolucionar la mente humana cuando por fin aprendamos a regular la dopamina, a disminuir el ruido emocional y a pensar con más claridad y menos sobresalto.

Como menciono en *El último Homo sapiens*: "La evolución ya no selecciona al más fuerte, sino al más coherente". Y la coherencia mental —cuando se entiende el autismo desde sus fundamentos neurobiológicos— no está tan lejos de la forma en que muchos autistas ya viven el mundo: con intensidad, con profundidad y con una honestidad radical.

Por ello el autismo no debe reducirse a un diagnóstico ni a una lista de dificultades. También es **una pista**, una variante estable, una expresión distinta de la mente humana. Una mente que, en silencio, nos recuerda que la humanidad necesita diversidad cognitiva para sobrevivir al futuro.

Porque mientras todos corren detrás de la dopamina inmediata, la persona autista sigue un camino distinto: más profundo, más enfocado, más sensorial, más estructurada, más honesto.

Y quizás —solo quizás— eso también sea evolución. El *Homo transcendens*, una especie que integrará tecnología, hiperconsciencia, neurodiversidad, creatividad profunda y sensibilidad expandida. El cerebro autista comparte varios rasgos con esta visión:

Hipersensibilidad sensorial → percepción ampliada.

Pensamiento detallado → cognición profunda.

Intensidad emocional → autenticidad afectiva.

Hiperfocalización → creatividad transformadora.
Dificultad para lo social superficial → orientación a lo esencial.
Necesidad de estructura → navegación del caos moderno.
Intereses profundos → innovación científica.

En otras palabras: **el cerebro autista ya funciona, en muchos sentidos, como el cerebro humano del futuro**. No todos los autistas son genios. Pero muchos de los rasgos cognitivos que serán valiosos para la humanidad están profundamente presentes en el espectro.

La inteligencia artificial no piensa como un humano neurotípico. Su lógica es literal. Su análisis es estructural. Su razonamiento es sistemático. Su aprendizaje es profundo y basado en patrones.

En cierto sentido, **la IA piensa más parecido al cerebro autista que al neurotípico**. Por eso muchas personas autistas se sienten cómodas con algoritmos, prefieren sistemas predecibles, disfrutan la lógica pura, comprenden patrones abstractos, se relacionan mejor con máquinas que con gestos ambiguos. En el futuro, cuando la Inteligencia Artificial sea copiloto de la humanidad, los cerebros que mejor se adapten serán aquellos que compartan su lógica interna.

En un mundo sobrecargado de estímulos, lleno de información, dominado por algoritmos, dependiente de precisión, que exige creatividad profunda y donde la complejidad crece exponencialmente, los rasgos que antes se consideraron "dificultades" serán indispensables, como por ejemplo: hiperatención, hiperfoco, hiperdetalle, hipersensibilidad analítica e hiperconsciencia perceptiva. Todas estas características el espectro autista las posee de manera natural.

Reconocer fortalezas no significa negar sufrimientos. El autismo también implica sobrecarga sensorial, dificultad social, ansiedad intensa, vulnerabilidad emocional, rigidez que duele, aislamiento, incomprensión y desgaste crónico por camuflaje.

Cada fortaleza tiene un costo. Pero la evolución humana siempre ha sido así: cada cambio trae beneficios y sacrificios. El objetivo no es romantizar el autismo, sino dignificarlo.

En síntesis, el autismo no es un error del cerebro humano. Es una variación profunda y significativa de la cognición. Una variación que la evolución ha preservado durante miles de años porque aporta algo fundamental: **pensamiento profundo, percepción elevada, ética interna, creatividad intensa y resistencia cognitiva**.

En un mundo futuro que exigirá esas capacidades, el cerebro autista no será visto como una diferencia a corregir, sino como una de las expresiones más necesarias de la mente humana. El autismo no es solo parte del pasado evolutivo. Es parte del futuro. Y, quizá, una de sus formas más brillantes (figura 46).

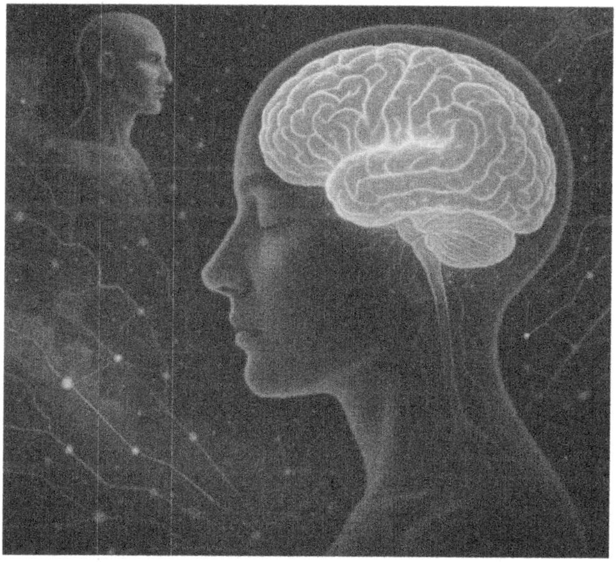

Figura 46. La ilustración representa al cerebro autista como una arquitectura neurobiológica luminosa, enfocada y coherente. El resplandor dorado simboliza la profundidad perceptiva, la hiperconexión analítica y la estructura interna del pensamiento autista, mientras que el fondo azul evoca la mente del *Homo transcendens* descrito en *El último Homo sapiens*: una mente futura más enfocada, más honesta y menos dominada por el ruido social.

PARTE XIII. ¿DÓNDE BUSCAR AYUDA?

CAPÍTULO 49
Recursos para familias en México

Cuando una familia recibe un diagnóstico, no solo necesita información, sino una red que acompañe, sostenga y traduzca el camino hacia la comprensión.

49.1 Introducción

México dispone de una red creciente de apoyos para familias con hijos o personas con autismo. A continuación se recogen entidades confiables con información directa (web más contacto) que pueden servir como punto de partida para orientación, diagnóstico, intervención y redes de apoyo.

49.2 Instituciones y organizaciones recomendadas

Autistas de México A.C.

- Web: autistasdemexico.com
- Teléfono (CDMX): +52 55 8152 0576
- Correo: contacto@autistasdemexico.com
- Descripción: Asociación creada por y para personas autistas; enfoque en neurodiversidad, acompañamiento comunitario y redes de apoyo.

Iluminemos por el Autismo

- Web: iluminemos.org
- Descripción: Apoyo a familias para orientación, empoderamiento, información y colaboración con profesionales y centros terapéuticos.

Asociación Asperger México

- Web: asperger.org.mx
- Descripción: Asociación sin fines de lucro enfocada en personas con Síndrome de Asperger/Autismo nivel 1 y sus familias; promueve autonomía, inclusión y sensibilización.

Autismo Ciudad de México

- Web: autismocdmexico.org
- Descripción: Conjunto de organizaciones de la sociedad civil que trabajan en CDMX para ofrecer apoyo, sensibilización, directorios de servicios y acompañamiento.

Autismus IAP

- Web: autismus.mxautismus.mx
- Descripción: Organización que brinda apoyo terapéutico, integración escolar, diagnóstico y servicios especiales para personas con TEA y discapacidad intelectual.

CRIT–Fundación Teletón México

- Web: teleton.org/autismo-teleton
- Descripción: Línea de centros de rehabilitación que también contienen programas de autismo, en múltiples estados de la república.

49.3 Consejos para familias al utilizar los recursos

- Verifica **ubicación geográfica**: algunos servicios están en CDMX o ciudades mayores; en zonas rurales o estados puede haber pocas opciones.
- Pregunta por **costos, becas o servicios gratuitos**: muchas organizaciones ofrecen programas de bajo costo o apoyos.
- Solicita que entreguen información por escrito (servicios, horarios, evaluación, plan de acompañamiento) para que la familia tenga mayor claridad.
- Conéctate con **grupos de padres y redes de apoyo**: compartir experiencias con otras familias es clave para reducir la carga emocional.
- Considera la **telemedicina/consultas a distancia** si la persona vive lejos de grandes centros; muchas plataformas ya ofrecen orientación virtual.

- Mantente informado sobre tus **derechos educativos, de salud y sociales**: adaptaciones escolares, certificados de discapacidad y apoyos estatales.

Criar y acompañar a una persona con autismo en México implica un camino con desafíos reales: diferencias de acceso entre estados, listas de espera, costos de terapias privadas. Pero también es un camino acompañado, gracias a organizaciones comprometidas, profesionales que cada vez se especializan más y redes de familias que se apoyan mutuamente.

Con información confiable, un plan de acompañamiento claro y un entorno sensibilizado, cada niño, adolescente o adulto puede avanzar hacia una vida con mayor plenitud, respeto y participación (figura 47).

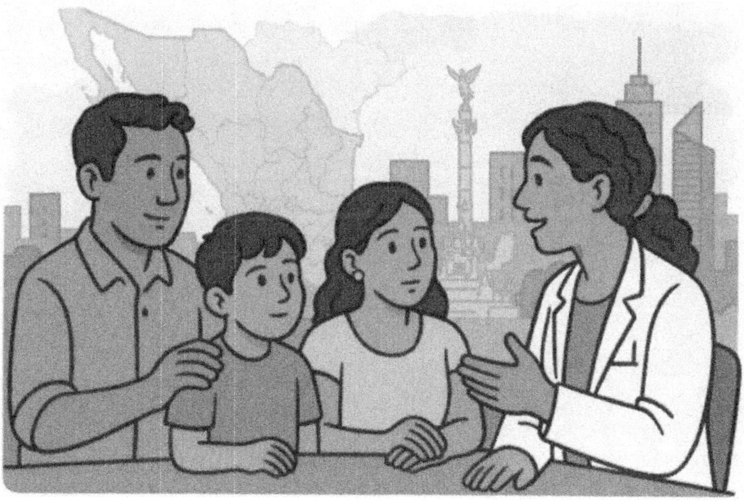

Figura 47. Familia mexicana recibiendo orientación sobre el autismo, construyendo juntos una red de apoyo y esperanza.

CAPÍTULO 50
Recursos para familias en España

Cuando el autismo llega a una familia, no solo se necesita diagnóstico, sino una red que sostenga, oriente y transforme la incertidumbre en acompañamiento.

50.1 Introducción

España cuenta con una red creciente y estructurada de apoyos para personas con autismo y sus familias, articulada vía federaciones nacionales, asociaciones autonómicas, centros especializados, iniciativas de inclusión escolar y plataformas de apoyo emocional.

En este capítulo se ofrece un panorama actualizado y práctico de los recursos más destacados, junto con datos de contacto, para facilitar su uso inmediato por familias que habitualmente navegan entre múltiples servicios.

50.2 Federaciones, asociaciones y servicios recomendados

1. Confederación Autismo España: federación que agrupa a las asociaciones autonómicas, sirve como puerta de entrada para orientación, formaciones y apoyo institucional. Web: autismo.org.es (consultas vía formulario web).
2. Autismo Sevilla: asociación con sede en Andalucía, que además es Centro de Recursos sobre Autismo. Ofrece diagnóstico, intervención y apoyo a familias. Más de 150 profesionales implicados. Web: autismosevilla.org
3. Fundació Junts Autisme (Cataluña): ofrece apoyo a familias, asistencia legal, grupos de apoyo, formación y ocio inclusivo. Web: juntsautisme.org

Las comunidades autónomas cuentan con centros especializados en autismo, unidades de atención temprana, escuelas de educación especial, y programas de vida adulta e inserción laboral. Es recomendable consultar los servicios de la consejería de educación, sanidad o servicios sociales de cada comunidad para conocer los convenios existentes y acceder a ayudas como apoyos a la autonomía, vivienda o empleo.

En España la legislación establece el derecho a la educación inclusiva para el alumnado con necesidades educativas especiales (NEE). Según la región, las opciones pueden incluir: centro ordinario con apoyos, aula TEA dentro de un centro ordinario o escolarización en centro de educación especial.

Toda familia debe conocer los plazos de solicitud, los recursos de apoyo complementario (docente, psicólogo, terapia) y los mecanismos de reclamación si los derechos no se respetan.

Las familias encuentran acompañamiento vital en grupos de padres/madres, foros, talleres de gestión emocional, formación sobre autismo y crianza, así como espacios online de intercambio de experiencias. El apoyo mutuo reduce la carga del cuidador, la soledad y ayuda a gestionar la complejidad del entorno.

Las entidades nacionales y autonómicas ofrecen portales con guías en español, videos, webinars, documentos de buena práctica, derechos, trámites y también aplicaciones para personas con autismo o apoyo a la comunicación. Muchas cuentan con traducciones al español y recursos gratuitos.

50.3 Consejos para familias en España

1. Verifica a qué servicios autonómicos tienes derecho (educación, sanidad, servicios sociales).
2. Conserva todos los documentos: informe diagnóstico, PEI (Plan Educativo Individualizado), valoración de grado de discapacidad, etc.
3. Solicita la evaluación temprana lo antes posible para aprovechar los programas de intervención inicial.
4. Participa en grupos de padres/madres: mejorarás redes, información y bienestar emocional.
5. Educa al entorno: profesores, compañeros, comunidad escolar (la sensibilización genera inclusión auténtica).

6. Explora las ayudas económicas: inclusión en la dependencia, prestación por hijo con discapacidad, ayudas al transporte, etc.

Acompañar a una persona con autismo en España implica navegar entre múltiples servicios, diferentes normativas autonómicas y a veces largas listas de espera. Sin embargo, existen organizaciones consolidadas, una legislación favorable y una comunidad creciente que trabaja por la inclusión, la neurodiversidad y el reconocimiento de los derechos.

Con información veraz, una red de apoyo sólida y un plan de acción bien estructurado, cada niño, adolescente o adulto autista puede avanzar hacia una vida más autónoma, integrada y digna (figura 48).

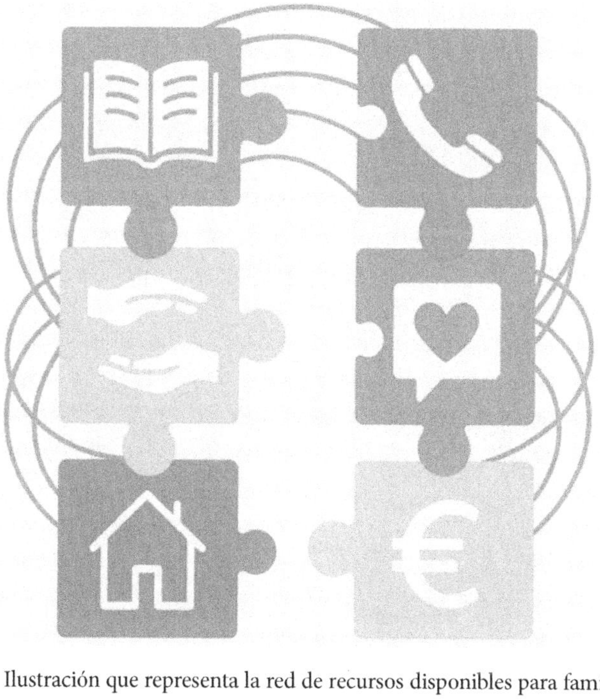

Figura 48. Ilustración que representa la red de recursos disponibles para familias en España, simbolizada por piezas que se conectan entre sí para formar un sistema de apoyo integral.

CAPÍTULO 51
Recursos para familias en Estados Unidos

En el camino del autismo, los recursos no solo ofrecen servicios, sino sostén, orientación y la posibilidad de transformar el diagnóstico en oportunidades reales de desarrollo.

51.1 Introducción

Estados Unidos dispone de una red extensa de apoyos para personas con autismo y sus familias: federaciones nacionales, asociaciones estatales, centros universitarios de excelencia, directorios de servicios, líneas de ayuda y legislación específica. A continuación, se presenta una guía práctica de entidades clave, plataformas online y consejos para acceder a los recursos con eficacia.

51.2 Organizaciones nacionales y servicios recomendados

1. Autism Speaks: Ofrece información sobre el autismo, servicios, abogacía y Autism Response Team para conectar familias con herramientas. Web: autismspeaks.org
2. Autism Society Línea nacional: 1-800-328-8476; filiales estatales y directorio de servicios. Web: autismsociety.org
3. National Autism Association (NAA). Programas de seguridad (ej.: Big Red Safety Box), toolkits, webinars para familias. Web: nationalautismassociation.org
4. Autism Science Foundation: Información basada en la ciencia, investigación, recursos para familias. Web: autismsciencefoundation.org
5. Autistic Self Advocacy Network (ASAN). Organización de personas autistas para personas autistas; recursos de derechos, inclusión y voces de la comunidad. Web: https://autisticadvocacy.org/

51.3 Plataformas gubernamentales y directorios de servicios

1. Centers for Disease Control and Prevention (CDC):
   Herramientas como el Milestone Tracker, información sobre detección, diagnóstico y tratamientos.
   Web: cdc.gov/autism/about/information-for-families.html
2. Directorio de organizaciones de apoyo:
   Listado de ONG, redes universitarias y centros de desarrollo.
   Web: https://iacc.hhs.gov/resources/organizations/private/

51.4 Consejos prácticos para familias que viven en Estados Unidos

1. Investiga el estado donde resides: la cobertura, programas de intervención, leyes de seguros y apoyos varían significativamente.
2. Solicita informes por escrito del diagnóstico, planes de educación individualizados (IEP), valoraciones de discapacidad y apoyos a la transición a la adultez.
3. Conecta con las filiales estatales de la Autism Society o similares para acceder a grupos de padres, mentores, formación y talleres próximos.
4. Aprovecha los recursos digitales: plataformas de telemedicina, webinars, grupos en línea que permiten superar barreras de distancia, especialmente en zonas rurales.
5. Considera la participación en investigación: universidades y fundaciones nacionales ofrecen oportunidades para familias que desean contribuir al conocimiento científico y obtener acceso a intervenciones.
6. Gestiona los apoyos de empleo, vida independiente y vivienda cuando se trabaja con adolescentes y adultos; muchas organizaciones nacionales ofrecen guías para la transición.

Vivir con autismo o acompañar a un familiar autista en Estados Unidos puede implicar retos: variabilidad en servicios estatales, esperas y trámites complejos. Pero también implica una gran ventaja: la existencia de instituciones fuertes, una cultura creciente de inclusión y tecnología accesible.

Con planificación, buena información, uso de las redes de apoyo y conexión con entidades nacionales e estatales, cada niño, adolescente o adulto puede avanzar hacia una vida más plena, autónoma y significativa (figura 49).

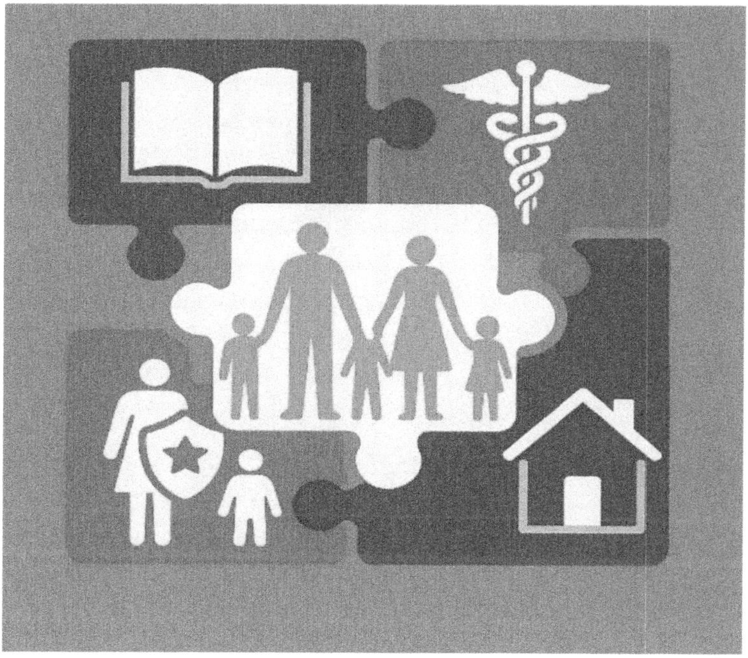

Figura 49. Ilustración que representa los recursos disponibles para familias en Estados Unidos. La imagen muestra cómo educación, salud, apoyo comunitario y vivienda forman un sistema integral de acompañamiento para personas autistas y sus cuidadores.

CAPÍTULO 52
Guía internacional de organizaciones y redes de apoyo

El autismo no tiene fronteras, pero el acceso al apoyo sí, por lo que las redes internacionales se convierten en puentes hacia la comprensión y el acompañamiento.

52.1 Introducción

El autismo es una condición global, presente en todas las culturas, idiomas y países. Sin embargo, el acceso a servicios especializados varía enormemente de un lugar a otro. Por ello, disponer de una guía internacional resulta esencial para familias que migran, profesionales que requieren referencias, o adultos autistas que buscan espacios de apoyo más allá de su país de origen.

Este capítulo reúne las organizaciones más confiables del mundo, seleccionadas por su compromiso ético, su información científica, su accesibilidad y su impacto global.

52.2 Organizaciones globales y redes internacionales

1. **Autism Speaks (Internacional):** ofrece información, directorios, herramientas de detección temprana, apoyos para familias y campañas globales de sensibilización. Web: autismspeaks.org
2. **Autism Europe (Europa):** federación internacional que reúne a asociaciones de más de 20 países europeos. Trabaja en derechos, legislación, inclusión educativa y estándares éticos. Web: autism-europe.org
3. **Autistic Self Advocacy Network–ASAN (Internacional):** red global liderada por personas autistas, con enfoque en derechos humanos, accesibilidad, autodeterminación y neurodiversidad. Web: autisticadvocacy.org

4. **Organización Mundial de la Salud (OMS)–Sección de Neurodesarrollo:** ofrece guías de intervención temprana, estándares de calidad y herramientas para sistemas de salud. Web: https://www.who.int/news-room/fact-sheets/detail/autism-spectrum-disorders
5. **The Global Autism Project:** trabaja en capacitación profesional en países de bajos y medianos ingresos; crea programas de intervención con respeto cultural y ética comunitaria. Web: globalautismproject.org

52.3 Redes por región

EUROPA:

1. **Federación Española de Autismo (España):** brinda recursos, derechos, educación e inclusión. Web: autismo.org.es
2. **National Autistic Society (Reino Unido):** una de las organizaciones más emblemáticas del mundo; ofrece guías, apoyos, escuelas especializadas y campañas de sensibilización. Web: autism.org.uk
3. **Autism Ireland (Irlanda):** programas para familias, capacitación, asesoramiento educativo y apoyo comunitario. Web: autism.ie

NORTEAMÉRICA:

1. **Autism Society of America (Estados Unidos):** línea nacional de ayuda, recursos estatales, transición a la adultez, educación y apoyo emocional. Web: autismsociety.org
2. **Canadian Autism Spectrum Disorder Alliance–CASDA (Canadá):** red de organizaciones para políticas públicas, investigación y derechos de personas autistas. Web: casda.ca
3. **Autistics United Canada:** organización dirigida por personas autistas; enfoque en derechos, accesibilidad y comunidad. Web: autisticsunited.ca

LATINOAMÉRICA:

1. **Fundación AUNE (Argentina):** asesoramiento, talleres para familias, educación inclusiva y actividades comunitarias. Web: https://www.aune.org.ar
2. **Liga Colombiana de Autismo (Colombia):** información, sensibilización, educación, legislación y eventos comunitarios. Web: ligautismo.org
3. **Iluminemos por el Autismo (México):** capacitación, apoyo a familias, campañas públicas y redes de inclusión. Web: iluminemos.org

ASIA:

1. **Autism Spectrum Australia-Aspect (Australia, modelo internacional):** enfoque educativo, intervención temprana, programas para adultos y formación profesional. Web: autismspectrum.org.au
2. **Autism Society Philippines:** programas comunitarios, formación a padres, inclusión educativa y accesibilidad. Web: autismsocietyphilippines.org
3. **Japan Autism Association:** red de apoyo para familias, servicios educativos y difusión científica. Web: autism.or.jp

ÁFRICA:

1. **Autism South Africa:** intervención temprana, formación a padres, derechos, educación inclusiva y detección comunitaria. Web: autism.org.za
2. **Autism Community of Angola:** iniciativas emergentes de sensibilización y capacitación profesional. Redes sociales: @autismangola
3. **Autism Society of Kenya:** programas de apoyo, sensibilización y escasas pero crecientes iniciativas educativas. Web: autismkenya.org

52.4 ¿Cómo usar esta guía (para familias y profesionales)?

1. Identifica la región o país donde resides o a donde migrarás.
2. Revisa primero las federaciones nacionales, que suelen conectar a los centros locales.
3. Prioriza organizaciones dirigidas por personas autistas: aportan visión ética y real.
4. Verifica que la información y guías estén actualizadas.
5. Cruza la información con recomendaciones locales (escuelas, profesionales, pediatras, terapeutas).
6. Para intervención específica, busca programas con evidencia científica y ética neurodiversa (figura 50).
7. Participa en redes internacionales si deseas ampliar perspectivas o encontrar comunidad más allá de tu entorno cercano.

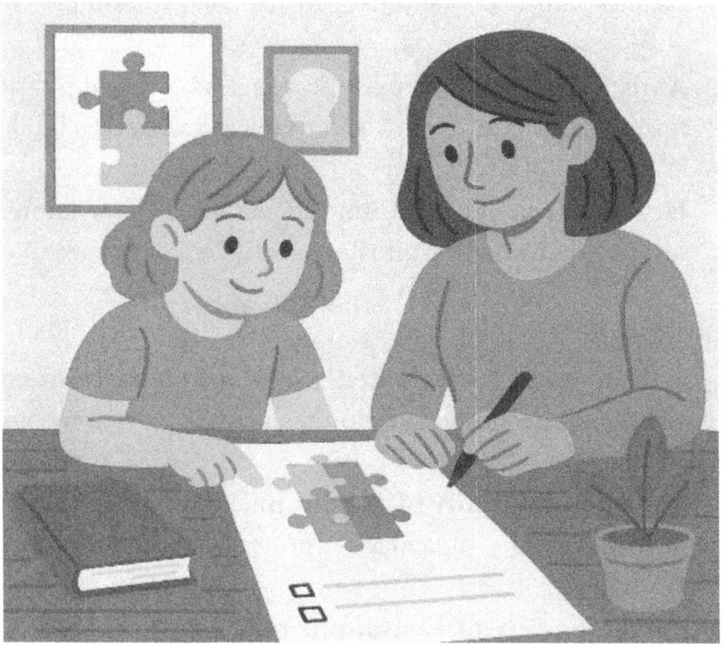

Figura 50. Ilustración que representa la colaboración entre una profesional y una niña, lo que simboliza el trabajo conjunto, la planificación y el acompañamiento que las organizaciones internacionales ofrecen a familias y personas autistas alrededor del mundo.

La neurodiversidad es un movimiento global, un puente entre culturas, comunidades y realidades sociales. Conocer las organizaciones y redes internacionales permite a las familias acceder a mejores oportunidades, conectarse con otros padres o adultos autistas, y encontrar acompañamiento donde antes había soledad.

El autismo no pertenece a una región; pertenece a la humanidad. Y esta guía existe para recordarle a cada familia que, donde sea que vivan, no están solas.

CAPÍTULO 53
Manifiesto final por una psiquiatría neurodiversa, compasiva y humana

Ha llegado el momento de una psiquiatría que no solo observe síntomas, sino que escuche historias, comprenda diferencias y abrace la diversidad de la mente humana.

53.1 Introducción

Este libro nació con una convicción simple y radical: el autismo no es un error, no es un déficit, no es una desviación que debamos corregir. Es una variación legítima del ser humano. Una forma distinta de percibir, procesar y relacionarse con el mundo. Una diferencia tan profunda como valiosa. Una forma de inteligencia que la sociedad apenas comienza a comprender.

Por eso, este manifiesto no se dirige únicamente a psiquiatras, psicólogos, neurólogos, maestros, terapeutas o cuidadores. Se dirige a toda persona que haya tenido el privilegio de encontrarse con una mente autista, a todo adulto que recuerde a un niño que no encajaba, a toda familia que aprendió a amar un mundo distinto al suyo, y a todo profesional que desee ejercer la medicina desde la humanidad y no desde la imposición.

53.2 Por una psiquiatría neurodiversa

La psiquiatría del futuro no será la que clasifique más, sino la que escuche mejor. Una psiquiatría verdaderamente moderna deberá abandonar prejuicios, ampliar lenguajes y construir puentes con las ciencias sociales, la neurocognición, la sensibilidad sensorial y la ética. Será una psiquiatría que respete las diferencias, que no patologice la identidad, que entienda la diversidad neurológica como parte de la diversidad humana.

Una psiquiatría neurodiversa empieza reconociendo que el autismo no necesita ser normalizado; lo que necesita es ser comprendido. Un niño no es "difícil", sino hipersensible.

Un adolescente no es "aislado", sino abrumado por un entorno ruidoso, caótico y socialmente exigente. Un adulto no es "poco empático", sino que siente más de lo que puede expresar. Detrás de cada conducta hay una necesidad, una historia, una lógica interna y un intento de conexión.

La compasión, en este contexto, requiere valentía. Requiere renunciar a las explicaciones fáciles. Requiere escuchar las voces autistas, respetar su experiencia y reconocer que durante décadas se les pidió encajar, comportarse, adaptarse, en lugar de acompañarlos en su forma de ser. Requiere aceptar que la ciencia no avanza solo acumulando datos, sino transformando miradas (figura 51).

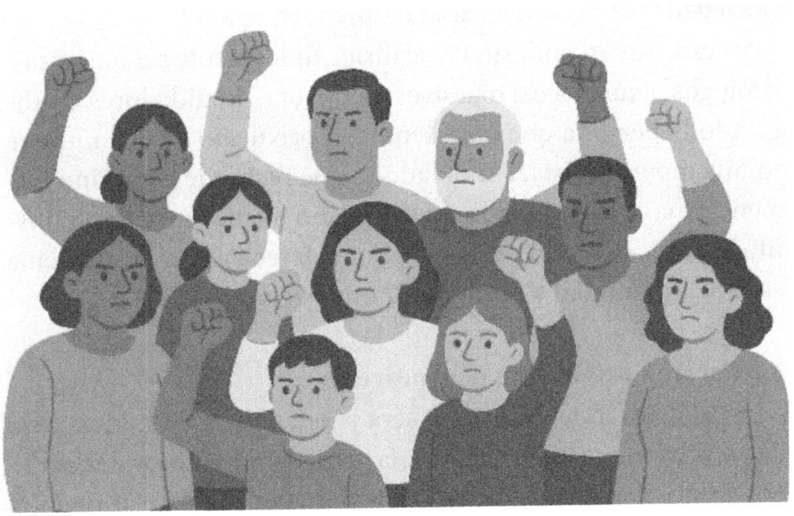

Figura 51. Ilustración que simboliza la unión y la fuerza colectiva en defensa de la neurodiversidad. Aquí se representa a familias, profesionales y personas autistas que levantan su voz por una psiquiatría más humana, ética y compasiva.

Una psiquiatría humana entiende que el diagnóstico no es una sentencia, sino una llave. Una herramienta para acceder a apoyos, adaptaciones escolares, comprensión social y autoconocimiento. Pero también entiende que ninguna etiqueta puede capturar la inmensidad de una persona. Cada perfil autista es irrepetible. El ideal clínico no es "eliminar" comportamientos, sino ayudar a la persona a vivir con plenitud, dignidad e independencia.

Este manifiesto sostiene, con toda claridad, que el futuro de la salud mental debe ser inclusivo, que no hay evolución sin diversidad, que la humanidad avanza cuando logra integrar, no cuando intenta homogeneizar, que el cerebro autista aporta creatividad, precisión, honestidad, profundidad y una forma de pensar que será invaluable en un mundo dominado por la complejidad, la inteligencia artificial y los desafíos globales.

A las familias les digo que no están solas. Cada paso, cada duda, cada búsqueda ha sido un acto de amor. Ustedes son el sistema nervioso externo de sus hijos, y su voz es necesaria para transformar escuelas, políticas y comunidades.

A las personas autistas les reitero que el mundo necesita su forma de ver, sentir y entender la realidad. No son un error estadístico; son una manifestación auténtica del potencial humano. No tienen que pedir permiso para ser quienes son.

A los profesionales les comunico que nuestro deber no es corregir, sino acompañar. No es imponer, sino entender. No es reducir, sino ampliar. No es callar diferencias, sino celebrarlas. Cada intervención debe nacer de la evidencia y de la empatía; de la ciencia y de la humanidad. La técnica sin compasión produce daño; la compasión sin técnica produce abandono. El equilibrio es la verdadera medicina.

Este manifiesto es una invitación a mirar el autismo con ojos limpios, sin los prejuicios heredados de viejas psiquiatrías; a crear escuelas más flexibles, consultas más humanas, terapias más éticas y sociedades más sensible; a construir un futuro donde la variedad neurológica sea vista como un tesoro y no como un problema.

Que este libro sirva para transformar miradas, aliviar culpas, abrir posibilidades y sembrar esperanza. Porque el futuro de la psiquiatría —y de la humanidad— no será uniformar mentes, sino comprenderlas. El futuro es neurodiverso. El futuro es compasivo. El futuro es humano.

CAPÍTULO 54
Modelo ASD-DNP-21 aplicado al autismo

El ASD-DNP-21 traduce la complejidad del autismo en patrones neuroquímicos que permiten comprender no solo la conducta, sino la experiencia interna que la origina.

54.1 ¿Qué es el modelo DNP-21?

El modelo DNP-21 (dominio neuroquímico predominante del siglo XXI) surge en la práctica clínica, a partir de la observación de cientos de pacientes que no respondían a tratamientos estándares. Sobre la base de esos casos, se identificaron patrones recurrentes entre síntomas y perfiles neuroquímicos, lo que permitió diseñar un instrumento inicial capaz de mapear disfunciones de manera sistemática.

Ese primer instrumento dio origen al U-DNP-21 (Universal DNP-21), una herramienta que evalúa de forma general todos los sistemas neuroquímicos implicados (DA, 5-HT, NE, GABA, Glutamato, ACh) y orienta hacia el perfil predominante de cada paciente. A partir de sus resultados, el clínico puede aplicar uno de los seis instrumentos específicos del modelo.

El modelo DNP-21 fue concebido y desarrollado por el Dr. Alexis Gómez González, psiquiatra clínico con formación en neurociencias y psicofarmacología avanzada (Cuba y México). La propuesta se nutre de años de práctica médica, docencia y seguimiento longitudinal de miles de pacientes. El especialista combinó evidencia científica con observación empática y criterio clínico, tal y como se detalla en la página web www.dnp21.com

Junto al Dr. Alexis Gómez González han contribuido al desarrollo del modelo:

- Psicólogos clínicos especializados en evaluación sintomatológica.

- Neuropsicólogos que colaboraron en el diseño de secciones cognitivas del instrumento.
- Investigadores en neuroimagen y farmacodinamia.
- Pacientes voluntarios, quienes aportaron su experiencia, validación y perspectiva vivencial.

54.2 Instrumento ASD-DNP-21. Evaluación neuroquímica en TEA

El Trastorno del Espectro Autista (TEA) es una condición neurobiológica del desarrollo que implica alteraciones en la comunicación social, patrones de comportamiento repetitivos y dificultades sensoriales.

Si bien tradicionalmente se ha abordado desde una perspectiva genética y conductual, los hallazgos neurobiológicos más recientes destacan el papel fundamental de las disfunciones en varios sistemas de neurotransmisores. El modelo ASD-DNP-21 busca identificar el perfil neuroquímico predominante en cada paciente con TEA, para orientar estrategias terapéuticas más específicas.

Neurotransmisores relevantes en TEA

Neurotransmisor	Implicación en TEA
Glutamato (Glu)	Hiperexcitabilidad cortical,disfunción sensorial.
GABA	Déficit en inhibición neural, ansiedad, rigidez.
Serotonina(5-HT)	Regulación emocional,conducta repetitiva.
Dopamina(DA)	Motivación social,flexibilidad cognitiva.
Acetilcolina(ACh)	Atención y aprendizaje asociativo.

Cuestionario ASD-DNP-21 (21 ítems)

Cada dominio está evaluado por 4-5 preguntas, calificadas en escala de 0 a 3, como en los instrumentos anteriores.

Escala:
0 = Nunca.
1 = A veces.
2 = Frecuentemente.
3 = Casi siempre.

Glutamato (Glu)

- Hiperreactividad sensorial a sonidos o luces.
- Dificultad para cambiar de rutina o actividad.
- Pensamientos o imágenes intrusivas.
- Momentos de agitación o irritabilidad intensa.
- Reacciones explosivas ante estímulos mínimos.

GABA

- Ansiedad física persistente sin razón clara.
- Necesidad de repetir conductas para calmarse.
- Rigidez mental o corporal ante cambios.
- Problemas severos para conciliar o mantener el sueño.

Serotonina

- Conductas repetitivas (aleteo, alineación de objetos).
- Apego a rutinas específicas y resistencia al cambio.
- Tendencia a obsesionarse con temas o actividades.
- Irritabilidad ante estímulos sociales nuevos.

Dopamina

- Desmotivación para iniciar contacto social.
- Falta de respuesta emocional ante expresiones faciales.
- Dificultad para interpretar intenciones de otros.
- Conducta pasiva o retirada social.

Acetilcolina

- Déficit de atención sostenida.
- Problemas de aprendizaje por dificultad de codificación.

- Disfunción en lenguaje comprensivo y expresivo.
- Baja respuesta a recompensas sociales o estímulos nuevos.

Interpretación de resultados

- Se suman los puntajes de cada dominio (máximo 21 por sistema).
- Se identifica el perfil neuroquímico dominante (el puntaje más alto).
- Se formula una estrategia terapéutica adaptada al sistema alterado.

54.3 Ejemplos clínicos

Ejemplo clínico 1: Perfil glutamatérgico

- Síntomas: hipersensibilidad auditiva, agitación, inflexibilidad.
- Resultado: Glu 19 > GABA 13 > DA 11.
- Recomendación: Reguladores glutamatérgicos (memantina, N-acetilcisteína) + intervención sensorial estructurada.

Ejemplo clínico 2: Perfil GABA-5HT

- Síntomas: ansiedad, necesidad de repetir, sueño alterado.
- Resultado: GABA 18 > 5-HT 16 > DA 9.
- Recomendación: ISRS + suplementación con GABA/*mindfulness* estructurado.

Ejemplo clínico 3: Perfil dopaminérgico

- Síntomas: retraimiento social, pobre iniciativa, rigidez cognitiva.
- Resultado: DA 17 > 5-HT 14 > Glu 10.
- Recomendación: Agentes dopaminérgicos suaves (bupropión, aripiprazol) + terapia de motivación social.

Tratamiento según perfil

Perfil dominante	Tratamientos sugeridos
Glutamato	Reguladores glutamatérgicos, dieta antiinflamatoria.
GABA	ISRS, benzodiacepinas breves, GABAanálogos.
Serotonina	ISRS, exposición estructurada, psicoeducación familiar.
Dopamina	Agentes dopaminérgicos leves, terapia social motivacional.
Acetilcolina	Estimulación cognitiva, inhibidores colinesterasa (en casos específicos).

54.4 Cuestionario ASD-DNP-21–Trastorno del Espectro Autista

Instrucciones:

Lea cada afirmación y marque con una X la opción que mejor describa con qué frecuencia ha experimentado esa situación.

Escala:

0 = Nunca.

1 = A veces.

2 = Frecuentemente.

3 = Casi siempre.

Afirmación	Nunca	A veces	Frecuentemente	Casi siempre
1. Se molesta mucho con ruidos o luces intensas.	☐	☐	☐	☐
2. Se resiste mucho a cambiar de actividad o rutina.	☐	☐	☐	☐
3. Tiene pensamientos que se repiten en su mente.	☐	☐	☐	☐

Afirmación	Nunca	A veces	Frecuen-temente	Casi siempre
4. Tiene momentos de agitación o irritabilidad intensos.	☐	☐	☐	☐
5. Reacciona de forma exagerada a estímulos menores.	☐	☐	☐	☐
6. Muestra ansiedad física sin causa evidente.	☐	☐	☐	☐
7. Necesita repetir actos (rituales) para calmarse.	☐	☐	☐	☐
8. Se pone rígido mental o corporalmente ante cambios.	☐	☐	☐	☐
9. Tiene dificultades importantes para dormir.	☐	☐	☐	☐
10. Realiza movimientos repetitivos (aleteo, girar objetos).	☐	☐	☐	☐
11. Se apega estrictamente a rutinas.	☐	☐	☐	☐
12. Se obsesiona con ciertos temas o actividades.	☐	☐	☐	☐
13. Se irrita ante cambios sociales o nuevos entornos.	☐	☐	☐	☐
14. Muestra poca iniciativa para interactuar socialmente.	☐	☐	☐	☐
15. No reacciona a gestos o expresiones de otras personas.	☐	☐	☐	☐

Afirmación	Nunca	A veces	Frecuentemente	Casi siempre
16. Tiene dificultades para comprender intenciones ajenas.	☐	☐	☐	☐
17. Se mantiene aislado o retraído la mayor parte del tiempo.	☐	☐	☐	☐
18. Tiene dificultad para mantener la atención en tareas.	☐	☐	☐	☐
19. Tiene problemas para aprender nuevas habilidades.	☐	☐	☐	☐
20. Presenta lenguaje limitado o poco comprensible.	☐	☐	☐	☐
21. Muestra escaso interés ante estímulos sociales nuevos.	☐	☐	☐	☐

Clave de interpretación:

- Glutamato (Glu): ítems 1–5: ____________ (máximo 15)
- GABA: ítems 6–9: ____________ (máximo 12)
- Serotonina (5-HT): ítems 10–13: ________ (máximo 12)
- Dopamina (DA): ítems 14–17: __________ (máximo 12)
- Acetilcolina (ACh): ítems 18–21: ________ (máximo 12)

Perfil neuroquímico predominante:

____

____

Recomendaciones terapéuticas sugeridas:

____

____

Nombre del profesional: ___________________________________

Fecha: ___________________________ Firma: _______________

EPÍLOGO
El futuro es comprender, no corregir

Este libro comenzó con preguntas, no con respuestas. ¿Qué significa realmente comprender a una mente que percibe el mundo de otra manera? ¿Cómo acompañar sin imponer? ¿Cómo escuchar sin corregir? ¿Cómo mirar sin interpretar desde nuestros propios filtros? Con el tiempo, comprendimos que el autismo no es un rompecabezas al que le falta una pieza: es un paisaje completo, con otra geografía, otra luz y otra forma de florecer.

Comprender, en el sentido más profundo, no es descifrar. Es acompañar. Es reconocer que una persona autista no necesita convertirse en otra versión de sí misma para ser aceptada. Es entender que las diferencias no son fallas, sino formas distintas de ser humano. Es abandonar el impulso antiguo de "normalizar" y abrazar la ética moderna de apoyar, adaptar y respetar.

Durante décadas la sociedad pidió silencios, imitaciones, máscaras y comportamientos que borraron identidades. Les dijo a muchos niños que no balancearan sus manos, a muchos adolescentes que no hablaran de sus intereses, a muchos adultos que se escondieran en trabajos solitarios. Se les enseñó que su autenticidad era un problema que debía ser corregido. Hoy sabemos que eso no era tratamiento: era invisibilización.

El futuro de la psiquiatría, la educación y la sociedad en general será neurodiverso o no será justo. Será compasivo o no será humano. Será abierto a la diferencia o permanecerá atrapado en la estrechez de una normalidad ficticia. La neurodiversidad no es una moda: es un acto ético. Es el reconocimiento de que la humanidad se enriquece cuando integra mentes distintas.

El futuro también será más científico. Avances en neuroimagen, genética, neuroquímica, modelos cognitivos y redes sensoriales nos permiten ver con claridad que el autismo no es un defecto del desarrollo, sino una reorganización neurológica con fortalezas específicas. La evidencia muestra creatividad profunda, procesamiento analítico, sensibilidad intensa, memoria detallada, hiperfoco y formas de pensamiento que resultarán esenciales en un mundo cada vez más complejo.

Pero ningún avance científico será suficiente sin humanidad. Comprender significa honrar el ritmo propio de cada persona. Significa respetar sus intereses, aunque parezcan intensos o inusuales. Significa construir ambientes sensoriales accesibles. Significa educar a familias, maestros y comunidades para no juzgar conductas sin entender su raíz. Significa transformar el lenguaje clínico para que sea herramienta y no estigma.

Comprender también significa permitirnos aprender de las personas autistas. Aprender de su honestidad, de su claridad, de su forma directa de amar, de su capacidad para notar lo que otros no ven, de su sensibilidad a lo pequeño, lo sutil, lo verdadero. Aprender a vivir en un mundo menos caótico, menos ruidoso y más consciente.

La meta nunca fue corregir. La meta siempre fue liberar. Liberar del juicio. Liberar de expectativas rígidas. Liberar de estándares imposibles. Liberar de diagnósticos entendidos como condenas. Liberar de entornos que lastiman más de lo que ayudan. Y, sobre todo, liberar la autenticidad.

Este epílogo no cierra un tema; abre un camino. El camino hacia una medicina más humana, una educación más flexible, una sociedad más empática. Un camino donde cada persona —autista o no— pueda participar con dignidad, respeto y seguridad.

El futuro que imaginamos para nuestros hijos, pacientes, alumnos y comunidades no es un futuro de corrección, sino de compañía. No es un futuro de imposición, sino de aceptación activa. No es un futuro de silencios, sino de voces que se escuchan y se honran.

Porque el autismo no es algo que se cura. Es algo que se comprende. Es algo que se acompaña. Es algo que se respeta. El futuro es comprender, no corregir. Y ese futuro comienza ahora, contigo, conmigo, con todos nosotros.

APÉNDICES

Apéndice 1. 100 preguntas frecuentes en mi consulta

He reunido aquí respuestas claras a las 100 preguntas más frecuentes que me han hecho pacientes, familiares y colegas a lo largo de mi práctica clínica sobre el autismo. Cada respuesta nace del diálogo entre la ciencia y la experiencia, entre la neurobiología y la vida real.

No busco dar definiciones frías, sino ofrecer claridad, consuelo y herramientas que permitan ponerse en los zapatos de las personas que presentan esta condición neurobiológica del desarrollo. Para facilitar la comprensión del lector he dividido las interrogantes en secciones temáticas

SECCIÓN I: PREGUNTAS SOBRE DIAGNÓSTICO Y DETECCIÓN TEMPRANA

1. ¿Qué es exactamente el autismo?

El trastorno del espectro autista (TEA) es una condición neurobiológica del desarrollo caracterizada por diferencias en la comunicación social, patrones de comportamiento repetitivos y particularidades sensoriales. No es una enfermedad mental ni un trastorno adquirido: es una forma distinta de organización cerebral.

2. ¿El autismo es una enfermedad?

No. Es una condición del neurodesarrollo. No se "cura" porque no es una infección ni una lesión; se comprende y se acompaña.

3. ¿Qué significa "espectro"?

Significa que existe una amplia variedad de perfiles, habilidades y niveles de apoyo. No todas las personas autistas presentan las mismas características.

4. ¿A qué edad puede detectarse?

Algunas señales pueden observarse desde los 12-18 meses. El tamizaje formal puede realizarse desde los 16 meses con herramientas como el M-CHAT-R.

5. ¿Qué señales tempranas debo observar?

Poca respuesta al nombre, contacto visual limitado, retraso en lenguaje, ausencia de juego simbólico, hipersensibilidad sensorial o movimientos repetitivos.

6. ¿Mi hijo habla, entonces no puede ser autista?

Falso. Muchas personas autistas hablan con fluidez. El diagnóstico no depende solo del lenguaje.

7. ¿Quién puede hacer el diagnóstico?

El psiquiatra infantil, el neuropediatra, el psicólogo clínico especializado o un equipo multidisciplinario.

8. ¿Qué pruebas se usan para diagnosticar?

Observación clínica estructurada (ADOS-2), entrevista a padres (ADI-R), escalas como SRS-2 o evaluación neuropsicológica completa.

9. ¿Puede confundirse con TDAH?

Sí, porque comparten dificultades de atención e impulsividad, pero el autismo incluye diferencias sociales y sensoriales más marcadas.

10. ¿Puede aparecer después de los 3 años?

El cerebro ya tenía esa configuración antes; a veces las señales se vuelven más visibles cuando aumentan las demandas sociales.

SECCIÓN II: CAUSAS Y NEUROBIOLOGÍA

11. ¿Qué causa el autismo?

Es multifactorial: genética predominante con influencia ambiental. No existe una sola causa.

12. ¿Es hereditario?

Existe alta carga genética. Es frecuente encontrar rasgos similares en familiares.

13. ¿Las vacunas causan autismo?

No. Múltiples estudios científicos han demostrado que no existe relación.

14. ¿Es culpa de la crianza?

No, este mito fue descartado hace décadas.

15. ¿El autismo cambia la estructura del cerebro?

Existen diferencias en la conectividad, la corteza prefrontal, la amígdala y el procesamiento sensorial.

16. ¿Las personas autistas sienten menos emociones?

No, muchas sienten emociones intensamente, pero pueden expresarlas de forma distinta.

17. ¿Tienen empatía?

Sí. La empatía cognitiva puede variar, pero la empatía emocional suele estar presente o incluso aumentada.

18. ¿Por qué son sensibles a sonidos o luces?

Porque su sistema sensorial procesa estímulos con menor filtro inhibitorio.

19. ¿Qué papel juega la dopamina?

La dopamina influye en la motivación y los intereses intensos.

20. ¿Y el GABA?

La GABA regula inhibición neuronal; su alteración puede aumentar sensibilidad y ansiedad.

SECCIÓN III: TRATAMIENTO E INTERVENCIÓN

21. ¿Tiene cura el autismo?

No se "cura", pero se acompaña con intervenciones que potencian las habilidades y reducen el sufrimiento.

22. ¿Qué terapias funcionan?

Intervención temprana, terapia ocupacional sensorial, apoyo en comunicación, entrenamiento parental y modelos naturalistas.

23. ¿El Análisis de Conducta Aplicada es obligatorio?

No es obligatorio. Existen distintos enfoques. La elección debe ser ética y respetuosa.

24. ¿Necesita medicación?

El autismo en sí no requiere medicación. Se medican comorbilidades como ansiedad, TDAH o insomnio.

25. ¿Qué hago si la persona tiene crisis (*meltdown*)?

Reducir los estímulos, ofrecer un espacio seguro, no castigar, ayudar a regular y anticipar desencadenantes futuros.

SECCIÓN IV: ESCUELA, APRENDIZAJE Y ADAPTACIONES

26. ¿Cómo sé si mi hijo necesita un plan escolar individualizado y no solo "apoyo extra"?

Si las dificultades afectan el aprendizaje, la conducta, el lenguaje, la autonomía o la regulación sensorial de forma sostenida. Un plan formal es más que "apoyo": es un marco de derechos.

Señales típicas: agotamiento al volver de la escuela, crisis por cambios, dificultades para seguir instrucciones grupales, problemas con transiciones, rechazo a sonidos del salón, "buen comportamiento" en clase pero colapso en casa. El plan debe incluir metas medibles, ajustes razonables y responsables claros.

27. ¿Qué adaptaciones, académicas o sensoriales ayudan más en el autismo?

En muchos casos, las sensoriales y de regulación son la base; sin ellas lo académico no entra. Ejemplos: asiento con menor ruido/estimulación, acceso a recesos planificados, auriculares, iluminación más suave, herramientas propioceptivas (peso/compresión), rincón tranquilo, agenda visual, anticipación de cambios. Lo académico se optimiza después: instrucciones paso a paso, evaluación flexible, reducción de carga escrita si hay fatiga ejecutiva.

28. ¿Mi hijo "se porta mal" o está desregulado? ¿Cómo se diferencia?

Conducta "malintencionada" busca beneficio social (manipular, desafiar). En el autismo, muchas conductas son señales de desbordamiento: aumento de estereotipias, rigidez, llanto, ira repentina, escape, mutismo.

Pregunta clínica clave: "¿Esto ocurre cuando hay ruido, presión social, transiciones o fatiga?" Si la respuesta es sí, es desregulación. La intervención no es castigo; es ajustar demandas y enseñar autorregulación.

29. ¿Qué pasa si el maestro interpreta literalidad como "falta de respeto"?

Hay que traducir estilos comunicativos. La literalidad no es insolencia; es procesamiento directo. Se recomienda un acuerdo: "Si suena seco, no es intención de herir; pedir clarificación con una frase pactada". También enseñar guiones sociales útiles ("¿Puedes repetírmelo de otra forma?") sin obligar a enmascarar la identidad.

30. ¿Cómo manejo el *bullying* cuando el niño no puede explicar lo que le pasa?

El *bullying* se combate con estructura, no con moral. Plan: identificación de zonas/horarios de riesgo, adulto responsable visible, rutas seguras, sistema de compañeros, enseñanza explícita de señales de riesgo, registro de incidentes y comunicación formal escuela-familia. Si hay comunicación limitada: apoyos CAA, pictogramas para reportaro diario visual. La prioridad es seguridad, no "resiliencia por exposición".

31. ¿El "aula TEA" ayuda o estigmatiza?

Depende del diseño. Ayuda si funciona como base de regulación y apoyos para integrarse al aula ordinaria con flexibilidad. Estigmatiza si se convierte en aislamiento permanente sin objetivos de participación real. La pregunta correcta es: "¿Aumenta la autonomía, el aprendizaje y el bienestar o solo reduce problemas para la escuela?"

32. ¿Cómo se evalúa la inteligencia en autismo si hay ansiedad o lenguaje limitado?

Las pruebas tradicionales pueden subestimar. Se requieren evaluaciones que diferencien capacidad cognitiva de barreras de comunicación, ansiedad, fatiga sensorial o motricidad fina. Deben considerarse pruebas no verbales, observación funcional y rendimiento en intereses fuertes. "No responde" no significa "no entiende".

33. ¿Qué hago si el niño se niega a escribir o a copiar, pero sabe el contenido?

Puede ser fatiga ejecutiva, disgrafía, dolor sensorial, baja propiocepción o sobrecarga. Ajustes: dictado por voz, teclado, respuestas orales, reducción de cantidad, hojas con guías visuales, descansos programados. Evaluar terapia ocupacional (motricidad fina) y demanda real: muchas veces se mide "tolerancia", no aprendizaje.

34. ¿Cómo apoyar la comprensión lectora cuando lee muy bien pero no entiende lo social del texto?

La hiperlexia es común: decodifica, pero no infiere. Estrategias: mapas de personajes, "¿qué quería?", "¿qué sabía el otro?", "¿qué cambió?", uso de historietas, predicción de emociones con pistas del contexto. Enseñar inferencias como una habilidad explícita, no como "sentido común".

35. ¿Qué papel juega la terapia del lenguaje si el niño habla, pero "no conversa"?

Central. La pragmática (turnos, tema, contexto, ironía) es parte del lenguaje. Objetivo: comunicación funcional y placentera, no "sonar normal". Se entrena al iniciar, mantener y cerrar conversaciones, pedir aclaraciones, tolerar silencio y reconocer señales de saturación social.

36. ¿Qué hago con las "conductas repetitivas" en la escuela?

Primero entender función: regular, enfocar, descargar ansiedad. Si no dañan ni impiden aprendizaje, no deben extinguirse. Si interfieren, se redirige a alternativas equivalentes (juguete antiestrés, presión, pausas) y se ajusta el ambiente. La meta es la autorregulación, no la apariencia.

37. ¿Cómo apoyar transiciones (recreo a clase, casa a escuela) sin crisis?

Anticipación + microtransiciones. Usar reloj visual, cuenta regresiva, "primer-then", objeto puente, rutina de entrada/salida y avisar cambios con tiempo. Las transiciones son "puntos de dolor" del sistema nervioso; tratarlas como habilidades entrenables.

38. ¿Qué hago si la escuela pide "terapia ABA" como condición?

Las escuelas deben ofrecer apoyos razonables independientemente del modelo terapéutico familiar. Puedes pedir que definan la necesidad funcional ("¿qué conducta específica?" "¿qué apoyo escolar?") y exigir estrategias educativas basadas en evidencia y ética. El Análisis de Conducta Aplicada (ABA, por sus siglas en inglés) puede ser una opción, no un requisito impuesto.

39. ¿La inclusión significa aguantarlo todo en un aula ordinaria?

No, inclusión real significa acceso con apoyos que eviten daño. Si el ambiente produce *meltdowns* diarios, retraimiento o *burnout*, eso no es inclusión: es exposición. Se ajusta el entorno o se busca modalidad mixta.

40. ¿Qué indicadores muestran que la escuela está funcionando?

Sueño estable, menos crisis, más habilidades de autonomía, disfrute, avances académicos realistas, comunicación escuela-hogar transparente, y que el niño no "pague" con colapso en casa. El éxito no es silencio; es bienestar.

SECCIÓN V: ADOLESCENCIA, ADULTEZ Y TRANSICIÓN

41. ¿Qué cambia en la adolescencia autista y por qué aparecen más crisis?

Aumentan demandas sociales, hormonales y académicas; el cerebro exige más flexibilidad y la presión por encajar se dispara. Puede aparecer ansiedad, depresión, autolesiones, trastornos del sueño o *burnout*. No es "empeoramiento"; es mayor carga.

42. ¿Cómo diferencio depresión de *shutdown*?

El *shutdown*, que significa cierre por sobrecarga, mejora con descanso sensorial y reducción de demandas. La depresión es persistente, con anhedonia, desesperanza, cambios sostenidos en sueño/apetito e ideas de inutilidad. Muchas veces coexisten; se evalúa por duración, patrón y cogniciones.

43. ¿El autismo se "suaviza" con la edad?

A veces se camufla (*masking*) o se aprende a compensar. Pero la neurología no desaparece. Lo que debe mejorar es el entorno, las estrategias y la autocomprensión.

44. ¿Qué es el *burnout* autista y cómo se trata?

El *burnout* autista se caracteriza por agotamiento profundo por adaptación crónica, con pérdida de habilidades, intolerancia sensorial, fatiga extrema y colapso social. El tratamiento que se recomienda es bajar demandas, recuperar sueño, rutinas estables, apoyo emocional, terapia informada en neurodiversidad y reconstrucción gradual sin presión.

45. ¿Qué hago si mi hijo adolescente rechaza el diagnóstico y la ayuda?

Primero validar: "Tiene sentido que te moleste". Luego explicar que el diagnóstico es una herramienta para decidir apoyos, no una etiqueta para limitar. Ofrecer control: escoger terapeuta, elegir metas y respetar tiempos. La autonomía reduce resistencia.

46. ¿Cómo abordar la sexualidad y el consentimiento en autismo sin infantilizar?

Con educación explícita y respetuosa: límites, consentimiento, señales verbales, seguridad digital, diferencias entre amistad/romance y guiones prácticos. Evitar moralismos; usar claridad y ejemplos.

47. ¿Qué señales indican riesgo de autolesión o suicidio?

Aislamiento súbito, frases de inutilidad, regalar pertenencias, autolesiones, desesperanza, cambios drásticos de sueño y aumento de consumo de sustancias. En el autismo, el riesgo aumenta con *bullying*, trauma y *burnout*. Esto requiere evaluación inmediata profesional.

48. ¿Qué comorbilidades son más frecuentes en adolescentes autistas?

Las comorbilidades más frecuentes en los adolescentes autistas son ansiedad, TDAH, depresión, trastornos del sueño, rituales, trastornos alimentarios selectivos, disforia por sensibilidad corporal y en algunos casos epilepsia. Se trata cada condición, no "todo como autismo".

49. ¿Cómo apoyar la independencia real sin sobreproteger?

Facilitando la autonomía por módulos: higiene, dinero, transporte, autocuidado, cocina simple, comunicación con adultos. Se enseña con pasos, rutinas visuales y práctica repetida. La independencia es entrenable.

50. ¿Qué hago si el adulto autista no consigue trabajo por entrevistas sociales?

Entrenar entrevistas como guion, buscar empleos con pruebas prácticas, usar programas de empleo con apoyo y adaptar el entorno. Muchas personas autistas brillan con tareas claras y roles basados en habilidades, no en "carisma".

51. ¿Cuándo se recomienda evaluación de AQ o RAADS-R?

Cuando hay sospecha de autismo en adultos, especialmente en quienes se adaptaron con *masking* o fueron mal diagnosticados. Son tamizajes; el diagnóstico requiere evaluación clínica.

52. ¿Puede alguien ser autista y muy sociable?

Sí, la sociabilidad no excluye el autismo. Pueden ser extrovertidos, pero cansarse por procesamiento social intenso o requerir estructura.

53. ¿Qué hago con el consumo de sustancias en adultos autistas?

Evaluar la función: dormir, calmar ansiedad, tolerancia social. Tratar ansiedad/sueño, enseñar autorregulación y usar enfoque de reducción de daños. El juicio empeora; el plan estructurado ayuda.

54. ¿Cómo se trabaja la terapia psicológica con adultos autistas?

Con terapia adaptada: lenguaje claro, metas concretas, psicoeducación neurodiversa, regulación sensorial, trabajo con trauma e identidad. La terapia cognitivo-conductual puede funcionar si se adapta y no invalida literalidad.

55. ¿Qué pasa con el diagnóstico tardío: alivia o duele?

Ambos. Alivia por explicar la historia; duele por duelos ("¿y si me hubieran entendido antes?"). Se acompaña el duelo, se reconstruye identidad y se aprende autocuidado.

56. ¿Cómo apoyar relaciones de pareja?

Comunicación explícita, acuerdos escritos, respeto sensorial, tiempos de recuperación, y validar diferencias. Muchas crisis se resuelven "traduciendo" expectativas implícitas.

57. ¿Qué significa "nivel 1, 2, 3" de apoyo?

Describe cuánta ayuda se necesita en la vida diaria, no el valor de la persona. Puede cambiar con el entorno (apoyos adecuados reducen necesidades).

58. ¿Cómo manejar la transición escuela-universidad?

Registrar servicios de discapacidad, solicitar acomodaciones (tiempo extra, aulas tranquilas, notas), plan de sueño, estructura semanal y apoyo terapéutico preventivo.

59. ¿Qué herramientas ayudan para organización y tiempo?

Agenda visual, lista de tareas, gestión del tiempo, recordatorios, rutinas de inicio/cierre, y dividir tareas en micropasos. El enemigo es lo ambiguo; el aliado es lo concreto.

60. ¿Cómo ayudar a un adulto autista a "ser feliz" sin exigirle una vida neurotípica?

Definir felicidad desde su sistema: intereses, ritmo, seguridad sensorial, vínculos auténticos, propósito. El objetivo no es normalidad, es plenitud.

SECCIÓN VI: MUJERES AUTISTAS, ENMASCARAMIENTO Y DIAGNÓSTICO TARDÍO

61. ¿Por qué muchas mujeres autistas no son diagnosticadas en la infancia?

Porque tienden a camuflarse, imitar, ser "tranquilas", tener intereses socialmente aceptados y recibir etiquetas alternativas ("ansiosa", "tímida", "perfeccionista"). Los criterios históricos se basaron en varones.

62. ¿Qué señales específicas aparecen más en mujeres?

Mayor empatía aparente, hiperadaptación, intereses intensos pero "normales", trastornos alimentarios, ansiedad social, autocrítica intensa y agotamiento postsocial.

63. ¿RAADS-R es mejor para mujeres?

Suele ser útil porque explora historia y experiencia interna, pero no es "perfecto". Lo clave es una evaluación clínica informada en género y *masking*.

64. ¿Qué es *masking* y cómo se detecta?

El *masking* es actuar para parecer neurotípico: ensayar frases, copiar gestos, sostener contacto visual forzado. Se detecta por agotamiento extremo, ansiedad social, *burnout*, crisis en casa y sensación de "actuar" en público.

65. ¿El autismo se puede confundir con trastorno límite de personalidad?

Sí, especialmente cuando hay trauma, autolesión y relaciones intensas. Diferencia clave: historia desde infancia, patrón sensorial, rigidez, monotropismo y dificultades pragmáticas. Muchos diagnósticos previos fueron interpretaciones del sufrimiento, no de la raíz.

66. ¿Cómo se relaciona autismo y trauma?

El *bullying*, la invalidación y la presión social elevan el riesgo de trauma. Además, la hipersensibilidad puede volver experiencias comunes en vivencias abrumadoras. El tratamiento debe ser atención informada sobre el trauma.

67. ¿Qué pasa con el autismo y la maternidad?

Muchas mujeres autistas son madres excelentes, pero pueden necesitar apoyo por sobrecarga sensorial, sueño y demandas múltiples. Planificar descansos, redes y rutinas es esencial.

68. ¿Autismo y trastornos alimentarios?

El autismo y los trastornos alimentarios son frecuentes por selectividad sensorial, rigidez, control, ansiedad y alexitimia. Tratar solo "la comida" sin tratar lo sensorial y emocional falla.

69. ¿Qué es la alexitimia y por qué importa?

La alexitimia es la dificultad para identificar emociones; puede parecer "frialdad" pero es desconexión de señales internas. Afecta terapia y relaciones; se trabaja con interocepción y lenguaje emocional.

70. ¿Cómo se hace una evaluación clínica inteligente en adultos?

Con la elaboración de una historia clínica que incluya aspectos clave del desarrollo, la escuela, las amistades, el juego, el perfil sensorial, el *burnout* y el *masking.* De ser posible, se recomienda hacer entrevistas a familiares y la aplicación de herramientas como la Escala de Diagnóstico de Autismo y Asperger de Ritvo-Revisada, como apoyo, no como sentencia.

71. ¿Cómo hablar del diagnóstico con alguien que se siente "defectuoso"?

Con narrativa de identidad: "Esto explica, no condena". Separar valor personal de dificultades. Mostrar fortalezas reales y estrategias.

72. ¿Qué fortalezas suelen estar subestimadas en mujeres autistas?

La memoria verbal, la sensibilidad emocional, la ética, el detalle, la creatividad, la fidelidad relacional y el pensamiento profundo.

73. ¿Qué apoyos deben priorizarse en mujeres adultas?

Sueño, ansiedad, *burnout*, límites, regulación sensorial, terapia adaptada y red social segura (pocas relaciones, profundas).

74. ¿Qué pasa con diagnósticos previos de "solo ansiedad"?

La ansiedad puede ser secundaria a vivir en un mundo impredecible con sobrecarga sensorial y social. Tratar la ansiedad sin ajustar el entorno deja la raíz intacta.

75. ¿Cómo se vive el duelo del diagnóstico tardío?

Con validación, reconstrucción de historia, perdón de autoexigencias antiguas y creación de un futuro con autocuidado neurodiverso.

SECCIÓN VII: FAMILIA, HERMANOS, ENTORNO Y VIDA DIARIA

76. ¿Cómo explico el autismo a los hermanos sin crear miedo o lástima?

Con lenguaje simple y digno: "Su cerebro funciona distinto. A veces necesita silencio o rutinas. Sigue siendo la misma persona". Dar roles sin parentificación: ayudar sí, cargar no.

77. ¿Qué es el *burnout* del cuidador y cómo prevenirlo?

El *burnout* del cuidador es el agotamiento emocional y físico por cuidado continuo. Prevenir con descansos programados, red familiar, terapia, grupos de padres y límites. No es egoísmo: es mantenimiento del sistema.

78. ¿Cómo poner límites sin caer en castigo?

Los límites son igual a estructura y previsibilidad. "Sí a tu necesidad, no a esta conducta peligrosa". Alternativas: opciones limitadas, contratos visuales, rutinas. El castigo sin comprensión aumenta la ansiedad.

79. ¿Qué hago con los berrinches en público?

Reencuadrar: no es show, es sobrecarga. Salida rápida, disminuir estímulos, proteger dignidad. Después, análisis de detonantes y plan preventivo.

80. ¿Cómo mejorar el sueño sin medicar de inmediato?

Siguiendo pautas para mejorar la higiene del sueño y establecer una rutina predecible. Se recomienda reducir pantallas, controlar luces, temperatura, peso/compresión y tratar la ansiedad sensorial. Si persiste, evaluar melatonina u otras opciones con supervisión.

81. ¿Qué hago con selectividad alimentaria extrema?

Evaluar sensorialidad oral, ansiedad, rigidez y experiencias traumáticas con comida. Trabajar con terapia ocupacional y exposición gradual sin forzar. Forzar aumenta aversión.

82. ¿Cómo manejar el uso de pantallas si es su forma de regularse?

No demonizar: preguntar "¿qué regula?" Luego estructurar horarios claros, transiciones avisadas, contenido seguro y reemplazos sensoriales. El objetivo es lograr el equilibrio, no la guerra.

83. ¿Cómo hablar con abuelos/familia que "no creen" en autismo?

Usar lenguaje de función: "No es etiqueta, es explicación. Esto ayuda a que aprenda y sufra menos". Poner límites a comentarios dañinos. Educar con calma y hechos.

84. ¿Qué hago si mi pareja y yo no estamos de acuerdo en el enfoque?

Volver a objetivos compartidos: bienestar y desarrollo. Crear un plan escrito. Evitar una lucha de poder. La terapia de pareja o la psicoeducación puede alinear criterios.

85. ¿Cómo entrenar habilidades sociales sin obligar a "actuar"?

Enseñar herramientas de comunicación, lectura de contextos y autocuidado social. No exigir contacto visual o guiones rígidos; priorizar autenticidad y seguridad.

86. ¿Cómo manejar la agresividad?

Entender causa: dolor, comunicación limitada, saturación, demanda excesiva. Evaluar causas médicas (estreñimiento, sueño, infección). Plan: reducir detonantes, enseñar alternativa comunicativa y reforzar regulación.

87. ¿Qué papel tiene el ejercicio físico?

El ejercicio físico regula el sistema nervioso, mejora el sueño y la ansiedad; además, ayuda a la propiocepción. Debe adaptarse a preferencias sensoriales: natación, caminatas, trampolín, artes marciales suaves, etc.

88. ¿Cómo usar el aikido emocional en casa?

Anticipar y Analizar (detonantes), ofrecer Bienvenida y Benevolencia (validación), Controlar y Cambiar (estructura + alternativa), Derribar y Disolver (regulación y cierre sin culpa). Se aplica en crisis y prevención.

89. ¿Qué hago si mi hijo "solo quiere hablar de su interés"?

Eso es puente, no defecto. Usar su interés para enseñar turnos, reciprocidad y tolerancia. "Me cuentas 3 minutos y luego yo 2". Negociar, no cortar.

90. ¿Cómo medir progreso real sin obsesionarnos?

Progreso = menos sufrimiento, más autonomía, comunicación más efectiva, recuperación más rápida después de estrés y mayor disfrute. No es "parecer normal".

SECCIÓN VIII: FUTURO, EMPLEO, DERECHOS Y VIDA INDEPENDIENTE

91. ¿Cómo planifico el futuro sin ansiedad constante?

Dividir en etapas: próximos 3 meses, 1 año, 3 años. Plan de habilidades de vida diaria, educación, salud mental, red social y apoyo legal. La ansiedad baja cuando hay mapa.

92. ¿Qué derechos son clave en educación y servicios?

Accesibilidad, adaptaciones razonables, servicios de apoyo y evaluación justa. Tener documentos: diagnóstico, reportes, plan escolar, historial terapéutico.

93. ¿Cómo apoyar vocación y talento?

Detectar fortalezas y crear rutas realistas: cursos técnicos, mentoría, proyectos, prácticas. El talento autista florece con estructura y respeto sensorial.

94. ¿Qué trabajos suelen ser más amigables para perfiles autistas?

Roles con claridad, predictibilidad y criterios objetivos: tecnología, diseño, análisis, logística, laboratorio, arte digital, oficios técnicos. No obstante, cabe señalar que cada persona es única.

95. ¿Cómo manejar entrevistas y cultura laboral?

Entrenar guiones, pedir acomodaciones, buscar empresas neuroinclusivas y preparar guiones para situaciones sociales. Lo esencial es reducir la ambigüedad.

96. ¿Qué es vida independiente realista?

No siempre significa vivir solo. Puede ser semindependencia con apoyos, vivienda asistida o convivencia. Lo importante es la elección y la dignidad.

97. ¿Cómo abordar finanzas y manejo de dinero?

Entrenar por etapas: presupuestos simples, sobres, aplicaciones, compras guiadas, y práctica semanal. La consistencia vence la ansiedad.

98. ¿Qué pasa con la salud mental en la adultez?

En la edad adulta aumenta el riesgo de padecer ansiedad, depresión y trauma por años de *masking*. Prevenir con autocuidado sensorial, comunidad y terapia adaptada.

99. ¿Cómo sostener identidad y autoestima?

Construyendo narrativa: "No estoy roto, soy diferente". Conectar con comunidad neurodiversa, reconocer fortalezas y poner límites a entornos tóxicos.

100. Si pudiera quedarme con una sola idea de este libro, ¿cuál sería?

Que el objetivo no es corregir a la persona autista. El objetivo es comprenderla, acompañarla, proteger su dignidad y construir un mundo donde pueda vivir con plenitud.

Glosario neuropsiquiátrico, educativo y sensorial

Este glosario reúne los conceptos esenciales que toda familia, profesional o persona autista debería conocer para entender el lenguaje clínico y educativo alrededor del autismo. Cada término se presenta con una definición clara, accesible y basada en la evidencia, evitando tecnicismos innecesarios y respetando la neurodiversidad.

A

ABA naturalista: Intervención conductual centrada en el juego, la motivación interna y el aprendizaje espontáneo, menos rígida que el tradicional Análisis de Conducta Aplicada (ABA, por sus siglas en inglés).

Abducción motora: Movimientos repetitivos involuntarios de las extremidades.

Accesibilidad cognitiva: Adaptaciones para facilitar comprensión (lenguaje simple, pictogramas, anticipadores visuales).

Acompañamiento terapéutico: Presencia estructurada de un profesional para facilitar regulación, transición o participación.

Activación simpática: Estado fisiológico de alerta, frecuente en ansiedad sensorial.

Afasia expresiva: Dificultad para producir lenguaje a pesar de intención comunicativa intacta.

Afecto plano: Expresión emocional reducida en rostro y voz.

Afrontamiento: Estrategias para manejar estrés, ansiedad o saturación sensorial.

Agrafía: Dificultad para escribir por alteración neurológica.

Agnosia auditiva: Dificultad para reconocer sonidos con significado.

Alexitimia secundaria: Dificultad emocional producto de trauma o enmascaramiento prolongado.

Alteración pragmática: Dificultad para usar lenguaje en contextos sociales.
Ambiente de baja demanda: Espacio diseñado para evitar saturación emocional o ejecutiva.
Anclaje sensorial: Acción o estímulo que ayuda a estabilizar el cuerpo (peso, presión, sonido repetitivo).
Ansiedad social autista: Temor intenso a escenarios sociales no por juicio social, sino por imprevisibilidad o sobrecarga.
Anticipador visual: Secuencia de imágenes que muestran qué va a ocurrir.
Apego seguro: Relación emocional estable que facilita regulación y desarrollo.
Aritmética emocional: Tendencia a procesar emociones como patrones o sistemas.
Asincronía del desarrollo: Habilidades muy avanzadas en algunos dominios y retrasadas en otros.
Asterognosia: Dificultad para reconocer objetos mediante el tacto.
Atención difusa: Capacidad de captar detalles del entorno simultáneamente; común en autismo.
Atención focal: Hiperconcentración en un mismo estímulo.
Autonomía guiada: Independencia progresiva acompañada de apoyo emocional o sensorial.
Autoestimulación vocal: Repetición de sonidos o palabras para regularse.

B

Biorregulación: Proceso por el cual el cuerpo recupera equilibrio fisiológico.
Bloques motores: Dificultades para iniciar movimientos intencionados.
***Brain fog*:** Sensación de niebla mental por sobrecarga sensorial o emocional.
Brote sensorial: Respuesta intensa a estímulos (*meltdown*, *shutdown*).

C

Capacidad monoprocesadora: Preferencia por hacer una sola tarea a la vez.

Ceguera al cambio: Dificultad para detectar cambios menores en el entorno.

Ceguera emocional: Dificultad temporal para reconocer emociones propias y ajenas por saturación.

Corregulación: Regulación emocional compartida con un adulto o compañero.

Cognición de detalle: Tendencia a percibir patrones y microelementos del entorno.

Comprensión literal estricta: Interpretación exacta de palabras, sin matices.

Conductas de escape: Acciones para evitar situaciones que causan ansiedad o saturación.

Conexiones de baja latencia: Procesamiento rápido en tareas específicas.

Constelación autista: Conjunto único de rasgos y sensibilidades de cada persona autista.

Crisis ejecutiva: Incapacidad repentina para planificar, iniciar o finalizar tareas.

Cromestesia: Fenómeno donde los sonidos evocan colores (sinestesia).

D

Déficit ejecutivo: Dificultades en organización, tiempo, secuencias y flexibilidad cognitiva.

Demandas invisibles: Exigencias implícitas en interacciones sociales que no siempre son claras.

Desensibilización gradual: Exposición controlada a estímulos difíciles.

Desregulación sensorial: Dificultad para mantener estabilidad interna ante estímulos.

Detección tardía: Diagnóstico obtenido en adolescencia o adultez.

Disartria: Dificultad para articular palabras por tono o fuerza muscular.
Discalculia: Dificultad en el procesamiento numérico.
Disfemia: Tartamudez.
Disfunción interoceptiva: Percepción alterada de señales internas.
Disnomia: Dificultad para encontrar palabras.
Dispragia sensorial: Respuesta motora torpe ante estímulos.
Disrupción adaptativa: Cambios bruscos en conducta por alteraciones ambientales.
Divergencia cognitiva: Manera original y no lineal de procesar información.

E

Ecolalia funcional: Repetición de frases con intención comunicativa clara.
Eje dopaminérgico: Ruta cerebral asociada a motivación, interés y recompensa.
Eje serotonérgico: Ruta implicada en regulación del ánimo y ansiedad.
Emociones saturadas: Estados afectivos que sobrepasan capacidad de regulación.
Empatía intensa: Sensibilidad aumentada hacia el sufrimiento ajeno.
Envolvimiento profundo: Interés absorbente por temas específicos.
Escucha ampliada: Percepción de frecuencias y matices sonoros que otros no detectan.
Estrategias de escape sensorial: Técnicas para salir de ambientes saturantes.
Euforia sensorial: Placer intenso ante ciertos estímulos (texturas, música, patrones).

F

Fatiga social: Cansancio posterior a interacciones sociales prolongadas.

Flexibilidad cognitiva reducida: Dificultad para cambiar de plan o pensamiento.

Fusión neurosensorial: Respuesta intensa ante la combinación de estímulos multisensoriales.

G

GABA: Neurotransmisor inhibitorio que regula calma y estabilidad.

Gestión emocional asistida: Apoyo de un adulto para procesar emociones intensas.

Giro fusiforme: Área cerebral relacionada con reconocimiento facial.

H

Hiperempatía: Sensibilidad emocional elevada.

Hiperlexia: Habilidad temprana para leer palabras con precisión.

Hipertonía social: Esfuerzo excesivo por adaptarse socialmente.

Hipovigilancia: Reducida percepción de amenazas del entorno.

I

Idea fija: Pensamiento persistente difícil de desplazar.

Identidad neurodiversa: Autoidentificación como parte de la comunidad neurodivergente.

Invarianza perceptiva: Preferencia por rutinas y patrones estables.

Isopraxia: Tendencia a imitar movimientos.

L

Labilidad emocional: Cambios rápidos en el estado de ánimo.

Lectoescritura visual: Preferencia por aprender mediante imágenes y símbolos.

M

Mapeo emocional: Representación mental organizada de sensaciones y sentimientos.

***Meltdown* silencioso:** Crisis emocional sin gritos, manifestada en rigidez o colapso interno.

Modelo Denver: Terapia temprana basada en juego, conexión y afecto.

Monotropismo: Tendencia de la mente autista a enfocarse en pocos intereses de manera intensa.

N

Neuroplasticidad: Capacidad del cerebro para reorganizarse y aprender.

Núcleo amigdalina: Estructura cerebral implicada en emociones básicas.

O

Objetos calmantes: Elementos que producen estabilidad (pelotas sensoriales, mantas de peso).

Olfato ampliado: Percepción aumentada de olores.

P

***Pacing*:** Caminar repetidamente para autorregularse.

Pensamiento en imágenes: Procesamiento visual predominante.

Percepción sincrética: Captación global de escenas sin jerarquía.

Preferencias sensoriales: Estímulos buscados o evitados.

Q

Quiebre emocional: Desorganización repentina del control emocional.

R

Reprocesamiento emocional: Reinterpretación de emociones pasadas.

Resonancia empática: Conexión emocional profunda y casi inmediata.
Retraso pragmático: Dificultad en conversaciones fluidas y recíprocas.

S

***Shutdown*:** Cierre emocional y cognitivo por saturación.
Sincinesia: Movimientos acompañantes involuntarios.
Sistema endocanabinoide: Sistema implicado en modulación del estrés.
Sobreadaptación: Esfuerzo extremo por parecer "neurotípico".
Sumersión sensorial: Necesidad intensa de estímulos (luces, presión, música).

T

Tacto defensivo: Rechazo a ciertos contactos físicos.
Teoría de la mente: Capacidad de inferir pensamientos ajenos.
Traducción neuroemocional: Interpretación interna de estímulos sociales basada en lógica interna autista.
Transductores sensoriales: Células que convierten estímulos en impulsos nerviosos.

V

Ventana de tolerancia: Rango óptimo en el que la persona puede funcionar sin saturación.
Vinculación emocional gradual: Formación lenta, pero profunda, de lazos afectivos.
Visión de túnel: Reducción del campo atencional ante ansiedad.

Z

Zona segura: Lugar físico o sensorial que permite regulación plena.

Colección *Telegalenos a gabacha quitá*

Una guía compasiva, científica y práctica para enfrentar los desafíos de la mente y el alma

La colección *Telegalenos a gabacha quitá* nació con una misión clara: **acompañar, informar y aliviar.** Cada volumen está dedicado a una condición específica de salud mental, y se convierte en una conversación íntima entre el lector y el psiquiatra. Con un lenguaje accesible pero rigurosamente científico, los libros abordan los síntomas, causas, tratamientos, mitos y posibilidades de recuperación.

Más que simples manuales, estos textos integran la perspectiva del aikido médico, un enfoque humanista y dinámico para transformar el sufrimiento emocional en fuerza interior. Además, cada libro incluye directorios actualizados de **fuentes de ayuda en México, España y Estados Unidos**, y ofrece puentes reales hacia el tratamiento y el acompañamiento comunitario.

Si este libro sobre **autismo** te resultó útil o revelador, te invitamos a descubrir los demás títulos de la colección:

Insomnio

"Dormir no es rendirse, es un acto de salud". El insomnio crónico es una epidemia silenciosa. Aquí descubrirás las causas neurobiológicas, las creencias disfuncionales que lo perpetúan y las estrategias más efectivas para recuperar el sueño, como la terapia cognitivo-conductual para insomnio, la higiene del sueño, las técnicas corporales de relajación y alternativas farmacológicas cuando sean necesarias.

Ansiedad

"Cuando el sistema de alarma nunca se apaga". Este libro te guía por las diferentes formas de ansiedad —generalizada, de pánico, fóbica, social— y sus efectos en cuerpo y mente. Ofrece herramientas prácticas como la respiración somática, exposiciones graduadas, *mindfulness* y farmacoterapia. Con un enfoque de aikido médico aprenderás a transformar la ansiedad en energía vital canalizada y a buscar ayuda oportuna cuando el miedo se vuelve crónico.

TDAH

"No es falta de voluntad, es un cerebro que funciona distinto". Un libro esencial para padres, adultos diagnosticados y profesionales. Presenta estudios científicos actuales, opciones farmacológicas (como metilfenidato y atomoxetina), adaptaciones escolares y terapias conductuales. Además, explora cómo canalizar la energía del TDAH hacia la creatividad, la organización compasiva y la autocomprensión a través de técnicas de aikido mental.

Demencia

"La memoria se desvanece, pero el amor permanece". Una guía cálida y científica para quienes viven con demencia y sus cuidadores. El libro aborda el alzhéimer, la demencia frontotemporal, la vascular y los cuerpos de Lewy con criterios diagnósticos, estrategias no farmacológicas, orientación legal, manejo de la conducta y contención emocional del cuidador. Desde el aikido médico se propone una forma de acompañar con respeto, dignidad y conexión profunda.

Adicción

"El vacío no se llena con sustancias, sino con sentido". Explora las bases neurobiológicas de la adicción, el ciclo de la compulsión, los factores sociales y psicológicos implicados, así como los modelos de recuperación: desde el tratamiento médico hasta enfoques de reducción de daño, grupos de 12 pasos, terapia motivacional y espiritualidad laica. El libro ofrece claves para salir del estigma y del castigo, abrazando la autocompasión y la agencia personal.

Esquizofrenia

"Ver otra realidad no es locura, es sufrimiento en otra frecuencia". Con sensibilidad clínica y sin sensacionalismo, este libro explica los síntomas positivos y negativos, la evolución del trastorno, los tratamientos farmacológicos actuales, los enfoques psicosociales y cómo las redes de apoyo pueden marcar la diferencia. A través del aikido médico, se aborda la esquizofrenia como una lucha por la coherencia interna, donde es posible acompañar sin miedo y con sentido.

Depresión

"El cuerpo calla lo que el alma no puede expresar". Explora los mecanismos neuroquímicos, las heridas emocionales y las circunstancias sociales que pueden llevar a un estado depresivo. Este libro ofrece desde los criterios diagnósticos hasta intervenciones integradoras: farmacológicas, psicoterapéuticas, somáticas y espirituales. Incluye técnicas de regulación emocional, recursos de ayuda en tres países y un capítulo especial sobre cómo acompañar a quien sufre sin caer en el juicio ni en la desesperanza.

Bipolaridad

"Entre la euforia y la desesperanza, también hay equilibrio". Este libro describe con claridad los episodios maníacos, depresivos y mixtos, los tratamientos con estabilizadores del ánimo (como litio, valproato y lamotrigina), los detonantes más frecuentes y los cambios necesarios para sostener una vida funcional. Incluye pautas para familiares, prevención de recaídas y estrategias integradoras cuerpo-mente para recuperar el centro en medio del caos emocional.

¿Por qué elegir esta colección?

- Porque está escrita por un psiquiatra clínico con experiencia en consulta, urgencias y terapia.
- Porque se basa en estudios científicos actualizados y directrices internacionales.
- Porque posee un lenguaje comprensible, sin perder precisión científica.
- Porque incluye enfoques no farmacológicos, medicina integrativa y espiritualidad.
- Porque integra el modelo del aikido médico: anticipar, contener, transformar.
- Porque proporciona recursos de ayuda reales en tres países: México, España y Estados Unidos.
- Porque fue diseñada para pacientes, familiares y profesionales.

Explora, comprende y acompaña. *Telegalenos a gabacha quitá* es más que una colección de libros: es una comunidad de conocimiento, compasión y posibilidad.

Made in the USA
Monee, IL
04 November 2026

67375761R00207